**Suman Sharma**
**Pragya Sharma**
**Prerna Gupta**

# Análise das vacinas de mRNA

**Suman Sharma**
**Pragya Sharma**
**Prerna Gupta**


# Análise das vacinas de mRNA


**ScienciaScripts**

**Imprint**

Any brand names and product names mentioned in this book are subject to trademark, brand or patent protection and are trademarks or registered trademarks of their respective holders. The use of brand names, product names, common names, trade names, product descriptions etc. even without a particular marking in this work is in no way to be construed to mean that such names may be regarded as unrestricted in respect of trademark and brand protection legislation and could thus be used by anyone.

Cover image: www.ingimage.com

This book is a translation from the original published under ISBN 978-620-7-46960-4.

Publisher:
Sciencia Scripts
is a trademark of
Dodo Books Indian Ocean Ltd. and OmniScriptum S.R.L publishing group

120 High Road, East Finchley, London, N2 9ED, United Kingdom
Str. Armeneasca 28/1, office 1, Chisinau MD-2012, Republic of Moldova, Europe
Printed at: see last page
**ISBN: 978-620-7-89218-1**

# Análise das vacinas de mRNA

**Resumo** - Nos últimos anos, as tecnologias baseadas em ARNm têm suscitado o interesse de serem utilizadas para fins terapêuticos. As vacinas de mRNA são um pouco mais seguras e mais eficazes. Nas últimas décadas, o desenvolvimento de vários tipos de mRNA através da otimização da sequência foi observado para superar a desvantagem da excessiva imunogenicidade, instabilidade e ineficiência do mRNA. As vacinas de mRNA são combinadas com adjuvante imunológico e várias formas de Além da otimização da sequência, as estratégias de entrega de mRNA também têm a capacidade de estabilizar os mRNAs e aumentar sua eficácia. A compreensão do aumento da reatividade do antigénio fornece uma visão da imunidade inata induzida pelo mRNA e da imunidade adaptativa sem atividade de reforço dependente de anticorpos. métodos de entrega baseados no estudo imunológico. Por conseguinte, para resolver o problema, os cientistas exploraram ainda mais as vacinas de ARNm baseadas em transportadores (entrega à base de lípidos, entrega à base de polímeros, entrega à base de péptidos, partículas de réplicas semelhantes a vírus e nanoemulsão catiónica), as vacinas de ARNm nuas e as vacinas de ARNm baseadas em células dendríticas. O artigo abordará a biologia molecular das vacinas de ARNm e os seus mecanismos, com uma introdução dos seus fenómenos imunológicos, estratégias de entrega e fármacos de eleição. Por fim, discutiremos o desafio das vacinas de ARNm contra doenças infecciosas.

# 1. INTRODUÇÃO

As vacinas têm demonstrado uma eficácia notável na prevenção da propagação de doenças infecciosas, preservando anualmente inúmeras vidas. A aplicação extensiva de vacinas nas últimas décadas levou à eliminação da varíola e a uma incidência extremamente baixa de poliomielite, sarampo e outras doenças infecciosas. As vacinas que utilizam ARN mensageiro (ARNm), uma sequência de nucleótidos única que funciona como modelo para a tradução de proteínas, possuem múltiplas características benéficas em relação às vacinas tradicionais [1]. O ARN mensageiro tornou-se o foco da investigação em medicina molecular, uma vez que é uma molécula não tóxica que permite a expressão transitória de caproteínas em praticamente todos os tipos de células, incluindo as células dendríticas [2]. É geralmente aceite que a vida atual na Terra descende de um mundo de ARN [3]. O ARNm, uma substância hereditária intermédia no dogma central, foi descoberto pela primeira vez em 1961 por Brenner et al [4]. Nos últimos anos, o ARN mensageiro sintético surgiu como uma ferramenta poderosa para transmitir informação genética [5]. O ARN mensageiro (ARNm) é um tipo de ácido ribonucleico de cadeia simples que é transcrito a partir de uma cadeia de ADN e que transporta a informação codificante para a síntese de proteínas, que será posteriormente transcrita e transformada em proteínas funcionais [6]. A vacinação com mRNA é uma nova tecnologia na imunoterapia do cancro [7]. Uma vacina estimula a resposta imunitária do sistema imunitário do organismo para produzir anticorpos. A vacina clássica tem origem na imunidade anti-viral. As vacinas de ARN mensageiro (ARNm) representam uma classe de vacinas relativamente nova e muito promissora para o futuro. Este otimismo baseia-se em estudos recentemente publicados que demonstram a eficácia das vacinas de ARNm no combate a vários tipos de cancro e de agentes patogénicos infecciosos, em que as plataformas de vacinas convencionais podem não conseguir induzir respostas imunitárias protectoras [8]. As vacinas de ARNm provocam uma resposta imunitária potente, incluindo anticorpos e células T citotóxicas. As vacinas de ARNm são atualmente avaliadas em ensaios clínicos para aplicações de imunoterapia contra o cancro, mas têm também um grande potencial como vacinas profilácticas. A entrega eficiente das vacinas de ARNm será fundamental para o seu sucesso e para a sua transposição para a clínica. Entre os potenciais vectores não virais, as nanopartículas lipídicas são particularmente promissoras [9]. O sistema imunitário inato caracteriza-se pela indução de defesas genéricas contra um vasto espetro de agentes infecciosos e tem como principal objetivo a eliminação de danos nos tecidos no local da infeção e a interrupção da replicação do agente patogénico. As respostas contra alvos específicos após exposições prolongadas ou repetidas são processadas pelo sistema imunitário adaptativo. O conceito de fármacos codificados com ácidos nucleicos foi concebido há mais de duas décadas, quando Wolff et al. demonstraram que a injeção direta de ARNm transcrito in vitro (IVT) ou de ADN plasmídico (pDNA) no músculo esquelético de ratinhos conduzia à expressão da proteína codificada no músculo injetado. Na altura, o ARNm não foi prosseguido por ser menos estável do que o ADN, e o campo centrou-se em tecnologias baseadas no ADNp e no ADN viral. Atualmente, o ARNm é considerado uma alternativa mais segura às terapêuticas baseadas no ADN, uma vez que não apresenta o risco de integração genómica, ao contrário do ADN. Além disso, as abordagens baseadas no ARNm permitem a expressão imediata de uma proteína de interesse, mesmo em células que não se dividem [10]. As vacinas de ARN mensageiro (ARNm) evoluíram como um novo tipo de vacinas de ácidos nucleicos, devido à sua expressão proteica superior e à ausência de mutagénese, em comparação com as vacinas de ADN. Utilizando vacinas de ARNm, podem ser expressas grandes quantidades de proteínas-alvo nas células imunitárias para uma imunização eficaz [11]. As vacinas terapêuticas de ARN mensageiro permitem a administração de antigénios inteiros, o que pode ser vantajoso em relação às vacinas de péptidos. No entanto, a eficácia óptima requer tanto o fornecimento intracelular, para permitir a tradução do antigénio, como a ativação imunitária adequada [12]. A principal vantagem da utilização de ARNm para a vacinação é que a mesma molécula não só fornece uma fonte de antigénio para a imunidade adaptativa, mas pode simultaneamente ligar-se a receptores de reconhecimento de padrões, estimulando assim a imunidade inata [13]. Recentemente, a entrega baseada no ARN mensageiro (ARNm) tornou-se uma alternativa mais atractiva ao ADN devido ao processo de transfecção relativamente mais fácil, à maior eficiência e ao perfil de segurança. O ARNm é o passo intermédio entre a tradução do ADN codificador de proteínas e a produção de proteínas pelos ribossomas no citoplasma [14]. Todas estas desvantagens impedem a aplicação e o desenvolvimento de vacinas de ARNm, pelo que existe uma grande procura de uma abordagem simples, segura, eficiente, estável e de baixo custo para a administração de vacinas de ARNm [15]. Muitos dos obstáculos ao desenvolvimento de vacinas de ARNm foram recentemente resolvidos, o que resultou num renascimento da utilização de ARNm não amplificadores e auto-amplificadores para aplicações em vacinas e terapia génica [16]. A entrega intracelular de vacinas de ARNm ao citosol das células imunitárias apresentadoras de antigénios ainda não está suficientemente bem compreendida [17]. O encapsulamento do ARNm aumenta drasticamente a eficiência da tradução e a estabilidade intracelular do ARNm, ligando-se ao fator de iniciação da tradução eucariótica 4E (eIF4E) [18]. Os princípios subjacentes às vacinas contra os ácidos nucleicos estão enraizados no dogma central de Watson e Crick - que o ADN é transcrito em ARNm, que por sua vez é traduzido em proteínas. Há quase três décadas, foi demonstrado que a introdução de ADN ou ARNm numa célula ou em qualquer organismo vivo resulta na expressão de uma proteína definida pela sequência do ácido nucleico [19]. O futuro das terapêuticas baseadas no ARN é brilhante! Durante anos, os medicamentos de ARN foram encarados com entusiasmo devido ao seu vasto potencial terapêutico e com ceticismo devido a preocupações com a imunogenicidade. Embora a Alnylam tenha conseguido o primeiro medicamento de siRNA aprovado em 2018, o cinismo manteve-se em relação ao mRNA porque a resposta imunitária ao mRNA exógeno inibe frequentemente a expressão da proteína. [20]

# 2.SÍNTESE DA VACINA MRNA

O ARNm é produzido sinteticamente e formulado em vacinas. (1) Uma vez sequenciado o genoma de um agente patogénico, é concebida uma sequência para o antigénio-alvo, que é inserida numa construção de ADN plasmídico. (2) O ADN plasmídico é transcrito em ARNm por polimerases de bacteriófagos in vitro e (3) as transcrições de ARNm são purificadas por cromatografia líquida de alta resolução (HPLC) para remover contaminantes e reagentes. (4) O ARNm purificado é misturado com lípidos num misturador microfluídico para formar nanopartículas lipídicas. A mistura rápida faz com que os lípidos encapsulem instantaneamente o ARNm e precipitem sob a forma de nanopartículas auto-montadas. (5) A solução de nanopartículas é dialisada ou filtrada para remover solventes não aquosos e qualquer ARNm não encapsulado e (6) a solução filtrada da vacina de ARNm é armazenada em frascos esterilizados [21].

**Fig- 1 Síntese da vacina de ARNm**

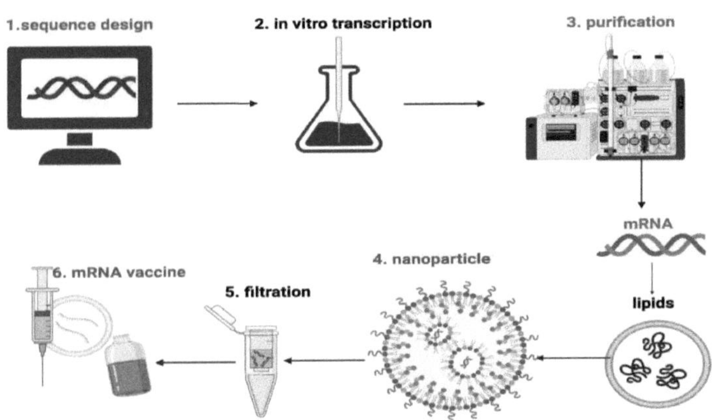


Fonte- Chaudhary, N., Weissman, D., & Whitehead, K. A. (2021). vacinas de mRNA para doenças infecciosas: princípios, entrega e tradução clínica. *Nature reviews Drug discovery*, *20*(11), 817-838 (criado com biorender)

<u>## 3. BIOLOGIA MOLECULAR DAS VACINAS MRNA</u>

### 3.1 A classificação e a estrutura das vacinas de ARNm

O ARNm é um produto intermédio da transcrição para a tradução, que contém informação genética para orientar a formação das proteínas correspondentes. A vacina de ARNm é um subtipo de vacinas de ácidos nucleicos. Divide-se em duas categorias: ARN auto-amplificante (ARNa) e ARNm não replicante. O ARNm convencional não replicante é composto por uma capa, regiões 5′ não traduzidas (UTR), estrutura de leitura aberta (ORF) que codifica os antigénios da vacina, 3′-UTRs e cauda poli(A). Com exceção da ORF, outros elementos estruturais são cruciais para a estabilidade do ARNm e para a eficiência da transcrição. Esses elementos são também locais modificáveis para prolongar a meia-vida do ARNm in vivo e limitar as respostas imunitárias indesejadas.

**Fig- 1 [saRNA baseado em plasmídeo de ADN]**

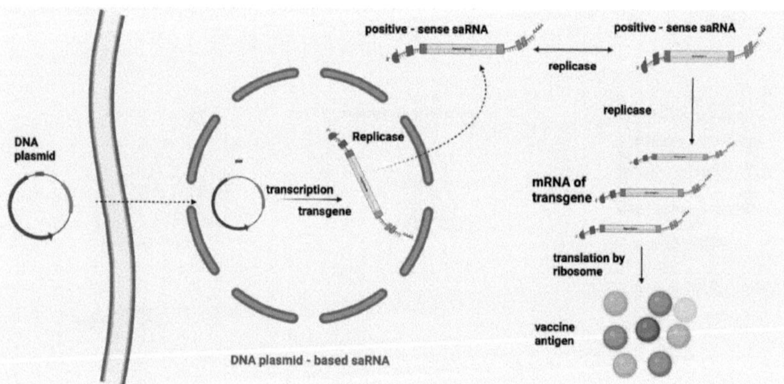


**Fig-2 [partícula semelhante a um vírus que liberta saRNA]**

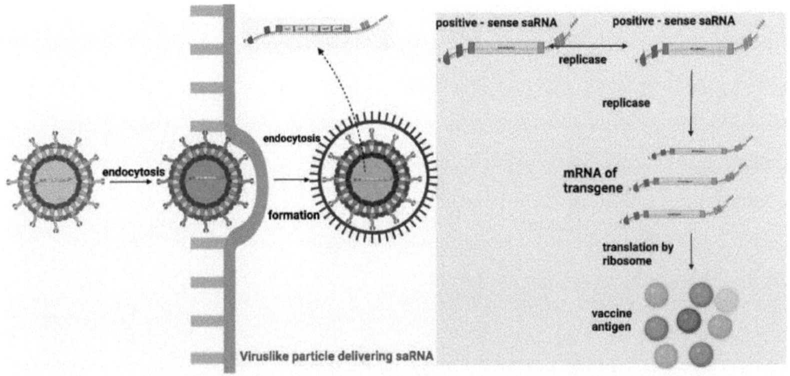


**Fig-3 [saRNA baseado em plasmídeo de ADN]**

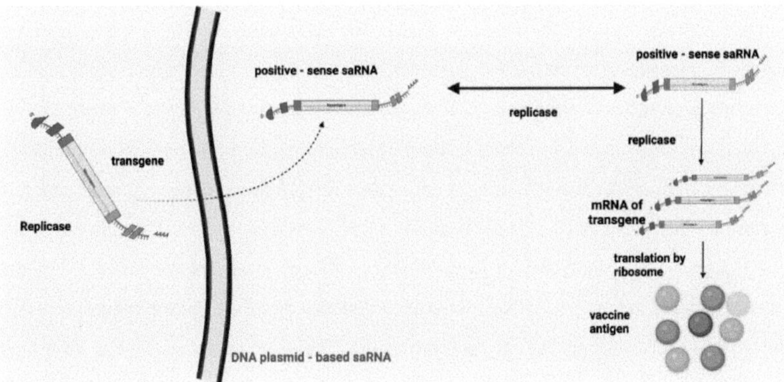


Fonte - Wang, Y., Zhang, Z., Luo, J., Han, X., Wei, Y., & Wei, X. (2021). vacina de mRNA: uma estratégia terapêutica potencial. *Molecular Cancer*, *20*(1), 33 (criado com biorender)

**Fig: 1,2,3: Expressão de mRNA codificador de antigénio por RNA replicão alfa-viral. (1) O saRNA baseado no plasmídeo de ADN utiliza o ADN do plasmídeo como transportador para transferir os genes da replicase e o transgene para o núcleo, onde o ARNm é traduzido. (2) a partícula semelhante a um vírus empacota o saRNA e entrega o RNA do replicão ao citosol através da endocitose mediada pelo recetor, formando um endossoma. (3) Os RNAs transcritos in vitro são entregues em formulações salinas ou sintéticas.**

## 3.2 Mecanismos da imunoterapia mediada por vacinas de ARNm

Uma vez que os mRNAs optimizados existem continuamente no citosol, as vacinas de mRNA estão a ser aplicadas na imunoterapia relacionada com doenças. Os mRNAs são traduzidos em antigénios correspondentes após serem inoculados em células hospedeiras, imitando a imunidade humoral e a imunidade celular semelhantes a infecções por vírus. A natureza dos antigénios correspondentes é um antigénio indutor da resposta imunitária. A vacina de ARNm reforça os efeitos antivírus e antitumorais do hospedeiro, aumentando a reatividade das células T aos antigénios.

**Aumentar a reatividade aos antigénios** - as vacinas de ARNm induzem a imunidade inata e a imunidade adaptativa. A imunidade inata é a primeira linha de defesa contra substâncias não próprias. Os padrões moleculares associados aos agentes patogénicos (PAMPs) no ARNm são reconhecidos pelos receptores de reconhecimento de padrões (PRRs) nas superfícies celulares. A ligação do complexo ligando-recetor transduz sinais para o interior das células, dando início a uma série de cascatas de vias de sinalização. Os segundos mensageiros activados translocam-se para o núcleo como factores de transcrição, recrutando diferentes factores de transação para promover a expressão de citocinas e quimiocinas pró-inflamatórias. Antes da ativação da imunidade adaptativa, é essencial compreender como as células detectam o mRNA não próprio e iniciam cascatas de vias de sinalização através da interação de mRNA, PRRs e PAMPs. Existem dois tipos de PRRs que detectam PAMPs extracelulares e intracelulares, respetivamente. Por um lado, o reconhecimento do ARN no interior do endossoma é mediado por receptores do tipo Toll (TLR). Por conseguinte, as vacinas de ARNm optimizadas devem cumprir o requisito de que a imunidade inata seja totalmente activada para iniciar a imunidade adaptativa. Os designers da sequência de ARNm devem evitar a ativação excessiva da imunidade inata que impede a tradução do ARNm.

**Adjuvantes imunológicos** - A coadministração de vacinas de ARNm e dos adjuvantes correspondentes pode melhorar a resposta imunitária do organismo aos antigénios. Imunobiologicamente, o adjuvante é suplementado para aumentar a imunogenicidade, aumentar os títulos de anticorpos, alterar os tipos de anticorpos e reforçar as hipersensibilidades retardadas. No entanto, o mecanismo adjuvante não é completamente claro e o mecanismo de ação de diferentes adjuvantes é diferente. Em primeiro lugar, o saRNA administrado por um sistema de administração de nanoemulsão catiónica (CNE) baseado no adjuvante MF59 da Novartis é bem tolerado e imunogénico.

## 3.3 Estratégias de administração de vacinas de ARNm

Devido à instabilidade das vacinas de ARNm, a introdução de vacinas de ARNm necessita da ajuda de alguns transportadores. Por conseguinte, os cientistas desenvolveram a administração à base de lípidos, à base de polímeros, à base de péptidos, à base de partículas de réplicas semelhantes a vírus e à base de nanoemulsões catiónicas. Além disso, a vacina de ARNm nua também pode ser injectada diretamente nas células. Até à data, as vacinas de ARNm baseadas em CD foram recentemente desenvolvidas para induzir a imunidade adaptativa. Esta parte apresentará as estratégias de administração de vacinas de ARNm sob três aspectos (cada método de administração é apresentado na Fig.1,2,3)[22].

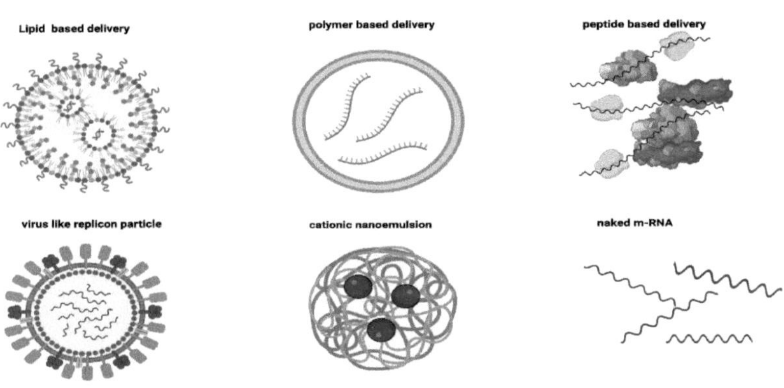


**Fig:4 Principais métodos de administração de vacinas de ARNm. São apresentados os métodos de administração e as moléculas transportadoras habitualmente utilizados para as vacinas de ARNm: administração à base de lípidos, administração à base de polímeros, administração à base de péptidos, partículas de réplicas semelhantes a vírus, nanoemulsão catiónica e ARNm nus.**

### 3.3.1. Administração à base de lípidos

A primeira vacina candidata lançada em ensaios clínicos é uma vacina de ARNm administrada através de nanopartículas lipídicas [23]. As LNP são plataformas maduras de entrega de ácidos nucleicos com carga negativa, caracterizadas por lípidos aminados ionizáveis, polietilenoglicol, fosfolípidos e colesterol. Os lípidos aminados ionizáveis essenciais facilitam a saída do ARNm do endossoma através da interação com os lípidos aminados ionizáveis e a membrana endossómica [22]. As vacinas de ARNm podem ser concebidas sob a forma de ARNm auto-amplificante (SAM) com base num genoma de alfavírus, em que os genes que codificam as proteínas estruturais são substituídos pelo gene do antigénio de interesse. Devido às suas propriedades de auto-amplificação, as vacinas SAM induzem uma expressão local prolongada do antigénio e são capazes de provocar respostas imunitárias robustas com doses significativamente mais baixas em comparação com as vacinas de ARNm convencionais [24].

Mais especificamente, as LNP têm duas vantagens como vetor de vacina de ARNm. Por um lado, as LNPs defendem o mRNA da degradação por enzimas do endossoma. Esta caraterística garante uma elevada eficiência de encapsulamento. Por outro lado, as LNPs têm uma boa biocompatibilidade através de uma série de processos biológicos para fornecer mRNAs para expressão. O primeiro processo envolve a via da apolipoproteína E (ApoE)-recetor da lipoproteína de baixa densidade (LDLR). Esta via endógena é uma base de orientação para uma entrega eficiente. Em seguida, a endocitose mediada pelo TLR4 absorve os LNP, formando uma vesícula que se funde com os endossomas. Após escaparem dos endossomas, as LNPs libertam mRNA no citoplasma para sintetizar os antigénios da vacina. É descrita a forma como os lipossomas policatiónicos constituídos por um lípido com carga positiva denominado DOTMA ([1-(2, 3-dioleyloxy) propyl]-N,N,N-triethyl-ammonium) podem ser utilizados como agente de entrega de ADN. Os lipossomas são então adicionados a culturas celulares e fundem-se com as membranas lipídicas carregadas negativamente e as superfícies celulares. O nível de expressão da inserção de ADN depende em grande medida da linha celular e do vetor de expressão utilizados. Na maioria dos casos, os níveis de expressão são semelhantes ou muito superiores aos obtidos com os métodos do fosfato de cálcio ou do DEAE-dextrano [25].

Estes lípidos são bons auxiliares de entrega porque têm uma carga positiva a um determinado pH. Assim, o ARNm carregado negativamente interage com estes lípidos de forma eletrostática para a entrega. Devido à estrutura da membrana celular, os lípidos que encapsulam o ARNm fundem-se facilmente com a membrana celular visada. Subsequentemente, a endocitose das LNP desencadeia uma redução do pH mediada pela bomba de protões. A este pH, o lípido catiónico ionizável torna-se mais carregado positivamente. Em seguida, os lípidos aniónicos endógenos removem os lípidos catiónicos ligando-se aos lípidos catiónicos para gerar uma estrutura não bicamada. Este processo resulta na rutura da membrana endossómica e na libertação de ARNm para o citoplasma. Em segundo lugar, a cabeça e a cauda dos lípidos são locais de modificação importantes para aumentar a eficácia da entrega. O YSK12-C4 é um lípido catiónico sensível ao pH. Por um lado, a cabeça hidrofílica do YSK12-C4 determina a constante de dissociação ácida (pKa), um indicador das condições de distribuição intra-hepática e da fuga endossómica. Por outro lado, a cauda hidrofílica é uma estrutura não dependente de pKa e partilha funções semelhantes às da cabeça hidrofílica. Em terceiro lugar, Anderson et al. desenvolveram uma biblioteca lipídica contendo isocianeto. A isocianida é um ligante do di-hidroimidazol. Adicionaram di-hidroimidazol às LNPs para otimizar a entrega de ARNm. De forma consistente, adicionaram o agonista STING (estimulador de genes de interferão) às LNPs para internalização.

### 3.3.2. Distribuição à base de polímeros

Devido à interação eletrostática, o ARNm de carga negativa é facilmente transportado pelo péptido catiónico. A razão pela qual os péptidos têm carga positiva reside nos grupos amino com carga positiva. Por exemplo, o resíduo de lisina e o resíduo de arginina conferem cargas positivas ao aminoácido, permitindo que o ARNm eletronegativo se adsorva firmemente ao péptido catiónico. A quantidade de ARNm carregado está positivamente correlacionada com os rácios N/P (negativo/positivo). Além disso, um rácio mais elevado de grupos amino/fosfato carregados pode aumentar o potencial zeta e minimizar o tamanho das partículas, aumentando a eficiência do encapsulamento. A protamina estabilizou a imunogenicidade à temperatura variável sem afetar a vacina de ARNm que codifica o antigénio. Se não fosse a plataforma de vacina RNActive, o RNA formulado com protamina sozinho inibiria o processo de tradução, afectando ainda mais a eficácia da vacina. A razão para isso é a combinação excessivamente apertada da protamina e dos mRNAs. Por outro lado, a protamina é um adjuvante. Os péptidos catiónicos de penetração celular (CPP) são outro tipo de pequenos péptidos com 8-30 aminoácidos. São excelentes veículos de entrega, não só porque possuem uma baixa densidade de carga, mas também porque são capazes de romper a membrana para escapar ao endosoma. Esta última razão é essencial para a síntese de proteínas.

Os três complexos peptídeo/mRNA foram todos introduzidos nas DCs e geraram imunidade inata. Mecanicamente, este processo foi mediado por PRR e promoveu respostas imunitárias adaptativas. Entretanto, o processo de captação e as suas actividades intracelulares envolvem a endocitose e a fagocitose mediadas pela clatrina. Entre os três, o complexo LAH4-L1/mRNA apresentou a expressão proteica ideal. Tal como a administração baseada em polímeros, os péptidos aniónicos são também conjugados com uma substância com carga positiva, uma vez que duas substâncias com carga negativa se repelem mutuamente. Por exemplo, a adição de um copolímero carregado positivamente p(HPMA-DMAE-co-PDTEMA-co-AzEMAm) (pHDPA) destina-se a encapsular o ARNm-VA. Em seguida, os grupos azida do pHDPA conjugam um péptido aniónico GALA (N-WEAALAEALAEALAEALAEHLAEALAEALEALAA-OH-C). Este complexo formulado, como vetor, mostrou uma transfecção melhorada de EGFP-mRNA em macrófagos RAW 246.7 e DCs. Entrou nas CDs por endocitose mediada por ácido siálico, independentemente da maturação das CDs. A introdução de GALA contribuiu para a absorção celular e a libertação de ARNm do endossoma através da integração com o grupo de ácido siálico na superfície da CD. O processo de captação é mais eficaz do que a lipofectamina. Com base na transfecção eficaz, o complexo de encapsulamento OVA-mRNA desencadeou respostas imunitárias proeminentes.

### 3.3.3 Partícula de replicão semelhante a um vírus

As partículas de replicão semelhantes a vírus (VRPs) podem encapsular saRNA codificadores de antigénios para serem libertados no citosol, o que é semelhante a uma forma de infeção por vírus. As proteínas da estrutura viral são sintetizadas in vitro, seguidas do encapsulamento do saRNA codificador de antigénio designado. Alguns vírus atenuados mantêm a capacidade de auto-replicação. Em vários tipos de vírus, foi validado o aumento da potência da vacina. Mais recentemente, o ARN de réplica derivado do alfavírus que codifica a proteína spike (S) do SARS-CoV-2 foi encapsulado em nanopartículas inorgânicas lipídicas (LIONs). A vacina formulada foi injectada por via intramuscular em ratos e primatas, indicando o aumento do nível de anticorpos IgG anti-proteína S do SARS-CoV-2. A imunização de tal VRP induziu uma eficácia protetora e o E85-VRP teve prioridade na velocidade e magnitude da imunidade. Outro exemplo é o mRNA baseado no flavivírus Kunjin que codifica o fator estimulador de colónias de granulócitos (G-CSF). O VRP com o mRNA inibiu o crescimento do carcinoma de cólon CT26 subcutâneo e dos melanomas B16-OVA para metade, induzindo células T CD8$^+$. Lundstrom sintetizou partículas de réplica de saRNA viral contra doenças virais (Influenza, HIV, SIV, Ebola, Lassa, SARS-CoV, MERS-CoV, RSV, MPV, Dengue, HBV e CMV), doenças bacterianas (*P. falciparum*, M. tuberculosis, C. botulinum, *B. abortus*, B. antracis, malária, *L. monocytogenes*, prião e estafilococos) e cancro, respetivamente.

### 3.3.4. Nanoemulsão catiónica

A nanoemulsão catiónica (CNE) é um sistema de entrega não viral que potencia as vacinas de ARNm através da ligação a ARNs. Um dos componentes mais essenciais é o lípido catiónico 1,2-dioleoil-sn-glicero-3-fosfocolina (DOTAP). O DOTAP foi utilizado em ensaios clínicos devido às suas cargas positivas emulsionadas com o mesmo componente do adjuvante de emulsão MF59. Exceto para utilização clínica, o DOTAP tem prioridade na disponibilidade, na solubilidade do esqualeno e na caraterística catiónica a um determinado pH. Os lípidos catiónicos podem formar uma emulsão nanométrica dependente do pH.

### 3.3.5. Vacinas de ARNm simples

O ARNm nu tem uma série de vantagens. Em primeiro lugar, o mRNA não seria integrado no genoma. Em seguida, os ribossomas localizados no citosol combinam-se diretamente com o ARNm, em vez de o ADN ser transferido do núcleo para o citosol. Em terceiro lugar, quando os ARNm chegam ao citosol, o processo de tradução inicia-se imediatamente. Esta vantagem determina a rápida resposta imunitária após a administração do ARNm. Em quarto lugar, a localização final do ARNm determina a localização da expressão proteica. Por último, os ARNm são superiores aos ADN na redução da toxicidade e da imunogenicidade. No que diz respeito às suas desvantagens, a vulnerabilidade à degradação da RNase pode vir primeiro à nossa mente. No entanto, a instabilidade do ARNm no soro pode ser compensada através da alteração dos métodos de administração e de modificações químicas adequadas. Mais concretamente, a administração local pode evitar a interferência da RNase no sangue.

No entanto, a maioria dos estudos centra-se no tratamento do cancro. Ao contrário das vacinas de ARNm baseadas em transportadores, os ARNm nus são administrados por injeção direta da solução de ARNm. Embora os ARNm nus não possam atravessar livremente a membrana, vários estudos propuseram algumas hipóteses sobre o seu mecanismo de absorção. Alguns investigadores sugerem que a captação de ARNm nú envolve micropinocitose mediada por CD. Esta permite a expressão do ARNm que codifica o antigénio e promove a ativação das células T/DC. Quando as CD atingem a maturidade, os ARNm são reduzidos pelas CD. Sem a ajuda do transportador, outros cientistas acreditam que os ARNm intracelulares são entregues por rutura da membrana (penetração direta e permeabilização). A microinjecção é um representante da penetração direta, que teve início na década de 1970. A permeabilização inclui a rutura mecânica da membrana, a electroporação, a rutura térmica da membrana, a optoporação, a rutura bioquímica da membrana e os canais/valvas bloqueados [22].

# 4. VACINAS MRNA CONTRA DOENÇAS INFECCIOSAS

Na figura 5, a representação em fluxograma indica o nome das diferentes vacinas Mrna utilizadas contra doenças infecciosas, bem como o nome do produto e os antigénios. Em todas estas vacinas Mrna é utilizado o sistema de administração de nanopartículas lipídicas (LNP). Fonte- Chen, J., Chen, J., & Xu, Q. (2022). Desenvolvimentos atuais e desafios das vacinas de mRNA. Annual Review of Biomedical Engineering, 24, 85-109 (criado com Xmind)

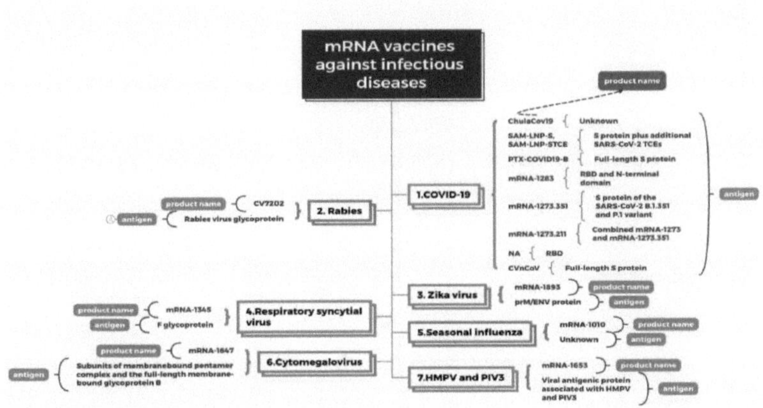


**Fig 5: Vacinas de ARNm contra doenças infecciosas [26]**

## 4.1 COVID-19

O ano de 2020 foi saudado e caracterizado com um relatório de covid-19 de etiologia desconhecida, que ocorreu principalmente na cidade de Wuhan, na província de Hubei, na China. Entre 31 de dezembro de 2019 e 3 de janeiro de 2020, as autoridades sanitárias chinesas comunicaram à Organização Mundial de Saúde (OMS) um total de 44 casos em seres humanos[27]. Até 3 de fevereiro de 2020, foi confirmado um total de 17 391 casos a nível mundial, com 2 838 novos casos (China: 17 238; 2 831 novos casos e 361 mortes; fora da China: 153, com 7 novos casos e 1 morte em 23 países) [28]. O baixo número de casos recuperados documentados pode indicar que podem passar dias e semanas até que ocorra uma morte. A COVID-19 é uma doença mortal que causou mais de 5 milhões de mortes a nível mundial desde dezembro de 2019. Desde a sua descoberta e rápida propagação, que afectou inúmeras pessoas em todo o mundo, a Organização Mundial de Saúde (OMS) declarou uma pandemia em março de 2020. Esta pandemia é causada pelo aparecimento de um novo coronavírus, o SARS CoV-2, que é geneticamente semelhante ao vírus SARS-CoV que foi descoberto na China, em 2002, e também ao coronavírus da Síndrome Respiratória do Médio Oriente (MERS-CoV) que foi descoberto na Arábia Saudita, em 2012. No entanto, o SARS-CoV-2 é particularmente contagioso em comparação com os outros coronavírus causadores de epidemias [29]. [A vacina baseada no ARN mensageiro (ARNm) mRNA-1273 (SPIKE VAX; Moderna, Inc., Cambridge, MA, EUA) está autorizada e aprovada para utilização em muitas populações em todo o mundo, disponível para indivíduos com idade $\geq$ 6 meses[30]. Encontramos maior VE para mRNA-1273 contra hospitalização por COVID-19 e morte hospitalar por COVID-19 do que contra o diagnóstico de COVID-19. O mRNA-1283 é uma vacina de mRNA-LNP que codifica uma proteína quimérica (NTD-RBD-HATM) que compreende a proteína S do SARS-CoV-2 NTD e RBD, ligadas entre si por um ligante peptídico flexível e ancoradas a um domínio transmembranar de 23 aminoácidos da hemaglutinina da gripe (HATM)[32].

Vantagens da vacina contra a COVID-19 - Recebeu aprovação de emergência da Food and Drug Administration (FDA) devido aos excelentes resultados dos ensaios clínicos de fase III [33]. A eficácia destas vacinas de ARNm contra a COVID-19 foi de 95% e 94,1%, respetivamente [34].

### 4.1.1 Trasmissão

O SARS-CoV-2 pode propagar-se tanto por meios directos (transmissão por gotículas e de pessoa para pessoa) como por contacto indireto (objectos contaminados e contágio aéreo). Entretanto, o equipamento de proteção individual (EPI) também pode ser a fonte de infecções transmitidas pelo ar. Como já foi referido, supõe-se que a propagação pessoa-a-pessoa do SARS-CoV-2 ocorra principalmente através de gotículas respiratórias, quando um doente tosse, espirra, ou mesmo fala ou canta[35].

O *ciclo de infeção* do SARS-COV-2 e os pontos de efeito de potenciais medicamentos contra a COVID-19.

1) O SARS-COV-2 liga-se à superfície celular através das proteínas de membrana celular ACE-II e TMPRSS2 (fármacos bloqueadores de entrada).

2) O vírus entra nas células através de endocitose mediada por receptores e formação de endossomas,

3) A fusão do vírus com os endossomas leva à libertação do genoma para o citoplasma (agentes bloqueadores da fusão dos endossomas),

4) Replicação do genoma (inibidores de replicação),

5) Transcrição de genes virais,

6) Tradução das proteínas do vírus (inibidores das proteínas do vírus),

7) Acondicionamento das partículas virais e,

8) libertação das partículas virais recém-formadas para o meio extracelular. A tempestade de citocinas e os mediadores inflamatórios no local da infeção conduzem a danos nos tecidos (Inibidores dos mediadores inflamatórios). A formação de coágulos, como efeito secundário da COVID-19, é inibida pelas heparinas. O repressor do recetor da bradicinina inibe a fuga de plasma para o tecido pulmonar. BK: Bradicinina, ACE-II enzima conversora de angiotensina 2, IFN: Interferão, IL-6: Interleucina 6, IL-1, Interleucina 1, TNFa: Fator de necrose tumoral α, EGFR: Recetor do fator de crescimento epidérmico, TMPRSS2: Serina protease transmembranar 2.

### 4.1.2 Manifestações clínicas

Os sintomas da doença do coronavírus 2019 (COVID-19) podem aparecer 2 a 14 dias após a exposição. Este tempo após a exposição e antes de ter sintomas é designado por período de incubação. Ainda é possível propagar a COVID-19 antes de ter sintomas. A isto chama-se transmissão pré-sintomática. Os sintomas mais comuns podem incluir: Febre,Tosse,Cansaço. Os primeiros sintomas da COVID-19 podem incluir a perda do paladar ou do olfato. Outros sintomas podem incluir: Falta de ar ou dificuldade em respirar, dores musculares, arrepios, garganta irritada, corrimento nasal, dores de cabeça, dores no peito, olhos cor-de-rosa (conjuntivite), náuseas, vómitos, diarreia, erupções cutâneas [36].

### 4.1.3 DIAGNÓSTICO

Os testes de diagnóstico desempenham um papel fundamental na abordagem da pandemia da doença do coronavírus 2019 (COVID-19), causada pelo Coronavírus 2 da Síndrome Respiratória Aguda Grave (SARS-CoV-2). Os testes de diagnóstico rápidos e precisos são imperativos para a identificação e gestão de indivíduos infectados, o rastreio de contactos, a caraterização epidemiológica e a tomada de decisões em matéria de saúde pública. Os testes laboratoriais podem ser efectuados com base na apresentação sintomática ou para rastreio de pessoas assintomáticas [37].

Os dois primeiros tipos de testes podem ser utilizados para diagnosticar a infeção aguda. Em contrapartida, os testes serológicos fornecem apenas provas indirectas da infeção 1-2 semanas após o início dos sintomas e são mais bem utilizados para vigilância. Até que haja uma melhor compreensão dos correlatos de proteção, as indicações clínicas para os testes serológicos em contextos de cuidados de saúde são inadequadas.

**Tabela-1 Vantagens e desvantagens dos testes de diagnóstico da infeção por SARS-CoV-2 em doentes com sintomas semelhantes aos da COVID-19, de acordo com o cenário clínico**

| | Objetivo | Vantagens | Desvantagens |
|---|---|---|---|
| No prazo de 2 semanas após o início dos sintomas | | | |
| Teste molecular (idealmente, esfregaços nasofaríngeos ou nasais) | Para detetar o ARN viral (teste preferencial) | Fornece os meios mais sensíveis e específicos para confirmar um diagnóstico clínico | Caro; requer competências e instrumentos especializados; o teste não é efectuado no local de necessidade; os resultados podem demorar mais de 24-48 horas |

| Teste de deteção rápida de antigénios (idealmente, esfregaços nasofaríngeos ou nasais) | Para detetar a proteína viral, se os testes moleculares não estiverem disponíveis ou se os resultados estiverem atrasados | Pode fornecer resultados em 15-20 minutos; pode ser efectuado fora de um laboratório com um mínimo de formação; mais barato e mais rápido de fabricar do que os testes moleculares | Não são tão sensíveis como os testes moleculares; é mais difícil garantir a qualidade, especialmente com os auto-testes, em comparação com os testes laboratoriais; se um doente tiver um resultado negativo, é necessário recolher outra amostra para testes moleculares |
| --- | --- | --- | --- |

Mais de 2 semanas após o início dos sintomas

| Teste molecular, teste de deteção rápida de antigénios e teste de anticorpos | Estabelecer um diagnóstico tardio ou retrospetivo utilizando testes de anticorpos se os testes rápidos moleculares e de antigénio forem ambos negativos | Pode fornecer resultados em 15-20 minutos se for um teste rápido de anticorpos ou em 24 horas se for um ensaio laboratorial | Os testes de anticorpos podem ser inespecíficos e causar resultados falsos positivos; pode ser difícil determinar se a seropositividade é induzida pela vacina ou natural |
| --- | --- | --- | --- |

O doente tem resultados de testes persistentemente negativos, mas existe um elevado índice de suspeição com base na apresentação clínica ou noutros critérios (por exemplo, resultados da TAC torácica)

| Repetir o teste molecular ou o teste de deteção rápida de antigénios utilizando uma amostra do trato respiratório inferior (por exemplo, amostra de expetoração ou de lavagem broncoalveolar, ou aspirado traqueal e sangue para um teste de anticorpos) e um teste de anticorpos | Para confirmar um diagnóstico clínico | Confirma o diagnóstico clínico se a amostra do trato respiratório inferior for positiva; permite o diagnóstico retrospetivo de infeção passada ou recente se o teste de anticorpos for positivo | Os testes de anticorpos podem ser inespecíficos e causar resultados falso-positivos |
|---|---|---|---|

## 4.1.4 Medicamentos utilizados na COVID-19

### 4.1.4. a. Medicamentos antivirais

### A. Darunavir

O darunavir é um inibidor não peptidílico da protease do VIH-1 com um mecanismo de ação bimodal que inclui a inibição da dimerização da protease do VIH e da atividade enzimática da protease. Inibe seletivamente a clivagem da poliproteína Gag-Pol, dando origem a partículas virais imaturas e não infecciosas.

### B. Oseltamivir

O Oseltamivir é um medicamento antivírico que inibe a Neuraminidase. Bloqueia a atividade de vários tipos de vírus da gripe A e B. A enzima neuraminidase, expressa na superfície viral, desempenha um papel essencial na entrada do vírus nas células hospedeiras, na libertação do vírus das células infectadas e na disseminação no organismo. O oseltamivir, como inibidor da neuraminidase.

## C. Umifenovir

O Umifenovir (nome comercial Arbidol; cloridrato monohidratado de cloridrato de etil-6-bromo-4-[(dimetilamino)metil]-5-hidroxi-1-metil-2-[(feniltio)metil]-indole-3-carboxilato) é um antivírico oral de largo espetro com atividade demonstrada contra diferentes vírus. Numerosos estudos demonstraram que o Umifenovir bloqueia a fusão viral [O Umifenovir é um composto antivírico de largo espetro, licenciado como medicamento anti-influenza. Este agente antivírico foi desenvolvido no Instituto Russo de Investigação Química e Farmacêutica há cerca de 25 anos para tratar a gripe A e B na Rússia e na China.

Está também patenteado para uso medicinal contra o SARS-CoV desde 2004. As glicoproteínas virais, responsáveis pela fusão e pelo reconhecimento celular, são afectadas pelo Umifenovir, que interage com os seus resíduos aromáticos. Subsequentemente, o Umifenovir interfere com a exocitose mediada pela clatrina através da interação com a membrana plasmática ou intercala-se diretamente nos lípidos da membrana, especificamente através da inibição da hemaglutinina.

## D. Favipiravir

O favipiravir, um medicamento anti-vírus ARN, foi introduzido no Japão em 2014 para os vírus da gripe novos ou reemergentes. É submetido a ribosilação e fosforilação intracelular para ser ativado e incorporado no ARN do vírus através da substituição por nucleósidos de purina. Subsequentemente, a RNA polimerase dependente de RNA (RdRp) dos vírus será inibida e impedirá o alongamento da cadeia de RNA e a proliferação viral. Para além da gripe, o Favipiravir actua contra uma vasta gama de vírus ARN, incluindo o Rinovírus, o Arenavírus, o Bunyavírus, o Flavivírus e os filovírus, que causam febre hemorrágica, bem como o vírus Ébola.

## E. Remdesivir

O remdesivir é um pró-fármaco monofosforamidato de pequena molécula. É um análogo da adenosina que bloqueia a RNA-polimerase dependente de RNA através do seu componente nucleósido. Actua após a entrada do vírus na célula hospedeira. Depois de entrar nas células, o remdesivir é clivado no análogo nucleósido monofosfato e, subsequentemente, sofre fosforilação adicional para produzir a sua forma ativa de trifosfato (RDV-TP), que se assemelha ao trifosfato de adenosina (ATP). Ao competir com o ATP, o RDV-TP é incorporado pelo RdRp e pelo complexo da cadeia de ARN viral, levando à terminação pré-matura da transcrição do ARN viral e à subsequente inibição da síntese de ARN[38].

### F. Ribavirina

A ribavirina é uma molécula que foi sintetizada pela primeira vez em 1972. É também conhecida pelo nome de Virazole ou 1-F8-D-RIBOFURANOSIL-1,2,4-triazole-3-carboxamida. Trata-se de um nucleósido de pirimidina que foi concebido como agente de largo espetro in vitro, tendo a primeira descrição sido publicada na revista *Science*. A sua ação sobre o ADN (vírus do herpes 1 e 2, citomegalovírus murino, vírus da vacina, adenovírus tipo 3) e sobre os vírus ARN (vírus relacionados com a raiva, vírus responsável pelo mixoma, vírus parainfluenza tipos 1 e 3, influenza A e B, rinovírus 1A, 13 e 56, Coxsackie B, poliovírus tipo 2, vírus da estomatite vesicular e vírus da floresta de Semliki) foi descrita em pormenor neste trabalho. Posteriormente, foi determinada a sua atividade noutras doenças virais, tendo encontrado o seu lugar na prática clínica quase exclusivamente para o tratamento do vírus da hepatite C (VHC) [39] .

A ribavirina é um análogo nucleósido sintético de largo espetro. É eficaz no tratamento da infeção pelo vírus sincicial respiratório em crianças vulneráveis, febre de Lassa, febre hemorrágica com síndrome renal, febre hemorrágica da Crimeia-Congo, infeção grave por adenovírus em doentes imunocomprometidos e em combinação com interferão-2b para a infeção por hepatite C. Devido ao seu amplo espetro e à sua baixa toxicidade relativa, é frequentemente testado numa base compassiva para infecções virais novas e reemergentes. Assim, foi utilizada em vários países após o aparecimento dramático da síndrome respiratória aguda grave (SRA) na Ásia Oriental, incluindo Singapura e Canadá. Realizámos um estudo de coorte retrospetivo que avaliou a eficácia da utilização da ribavirina nos nossos doentes com SRA [40].

A ribavirina é um análogo de nucleósido de purina. Embora o seu mecanismo de ação ainda esteja em debate, impede a replicação de um grande número de vírus de ARN e ADN através da inibição da enzima inosina monofosfato desidrogenase, necessária para a síntese de guanosina trifosfato. O passo final nesta cadeia de eventos é a mutagénese letal do genoma de ARN. A inibição in vitro do VSR, dos vírus da gripe e dos vírus da parainfluenza é conseguida com concentrações de ribavirina de 3-10 µg/mL [41]

Como análogo da guanosina, a ribavirina impede a replicação do ARN e do vírus do ADN e inibe o encapsulamento do ARN, levando à degradação do ARN. Também inibe a inosina monofosfato desidrogenase, o que resulta na prevenção da produção natural de guanosina. Em geral, a ribavirina actua através de vários mecanismos de ação. O trifosfato de ribavirina, um dos seus metabolitos predominantes, liga-se ao local de ligação dos nucleótidos da enzima mRNA polimerase em vez do nucleótido correto, o que resulta na produção defeituosa de viriões e na redução da replicação viral. Pode também incorporar-se na extremidade 5′ do ARNm viral e perturbar o capeamento pós-traducional. O próximo alvo da Ribavirina é a inosina monofosfato desidrogenase (IMPDH), que fornece a guanosina trifosfato (GTP) intracelular. A ribavirina mimetiza o substrato endógeno da IMPDH, a inosina-5-monofosfato, ocupando o local de ligação ao substrato, o que leva à depleção das reservas de GTP e à subsequente limitação da replicação do genoma viral. Além disso, actua como mutagénico em alguns vírus, provocando uma catástrofe de erros. A este respeito, o trifosfato de ribavirina substitui o GTP e emparelha-se com o trifosfato de citidina ou o trifosfato de uridina, o que pode bloquear o alongamento do ARN e produzir viriões defeituosos.

## G. Nafamostat e Camostat

O mesilato de nafamostat e o mesilato de camostat pertencem a inibidores sintéticos da serina protease; mesilato de nafamostat, também designado FUT-175 e dicloridrato de 6′-amidino-2-naftil-4 -guanidinobenzoato. Na primeira fase da infeção pelo vírus SARS-CoV-2, o nafamostato pode inibir a fusão da membrana mediada por S. Este medicamento é utilizado na pancreatite aguda e a coagulação intracelular revelou-se útil na primeira fase da infeção pelo vírus SARS-CoV-2. O nafamostato impede a entrada do vírus nas células através da inibição da enzima protease transmembranar serina 2 (TMPRSS2), bloqueando a fusão da membrana mediada pela proteína S. Estes inibidores formam uma interação estreita com a Asp435 na bolsa S1 e um contacto estreito com a serina catalítica na TMPRSS2 e produzem um complexo reativo, resultando no bloqueio da enzima (Hempel et al., 2020; Hoffmann et al., 2020b). Um grupo alemão apresentou o Nafamostat como um inibidor da infeção por SARS-CoV-2. Afirmaram que o Nafmostat é mais eficaz do que o Camostat para impedir a fusão das membranas e a entrada nas células hospedeiras (hoffmann et al., 2020b). Numa análise comparativa, a eficácia dos medicamentos antivirais contra a covid-19 foi determinada em células pulmonares humanas e revelou que o Nafamostat é o medicamento mais potente para bloquear a entrada do vírus.

## H. Lopinavir/Ritonavir

O Lopinavir é um inibidor da protease aprovado contra o vírus da imunodeficiência humana 1 (VIH-1), que é normalmente administrado em combinação com Ritonavir. O Ritonavir, um inibidor do citocromo P450 3A, aumenta a semi-vida plasmática do Lopinavir. Estes inibidores da protease imitam a ligação peptídica normal e ligam-se às bolsas de ligação ao substrato das enzimas virais, como a cisteína proteinase do tipo papaína (PLpro) e a proteinase do tipo 3C (3CLpro). Ao inibir a atividade enzimática, os medicamentos impedem a proteólise dos precursores da poliproteína Gag, o que provoca a formação de partículas virais imaturas e não infecciosas.

## I. Nelfinavir

O nelfinavir é um inibidor da protease viral, aprovado como inibidor da protease do VIH-1 pela FDA em 1997. A atividade da protease do VIH é essencial para a clivagem das poliproteínas virais, o que leva à subsequente montagem das proteínas imaturas do vírus em viriões infecciosos. O nelfinavir impede a clivagem proteolítica das poliproteínas virais, ocupando o local ativo da enzima, o que resulta na formação de partículas virais não infecciosas não desenvolvidas. Além disso, a protease principal ou a protease do tipo quimotripsina da COVID-19 foi sugerida como um potencial alvo de medicamentos [38]

## 4.1.4 b. Antibacterianos

## A. Teicoplanina

A teicoplanina tem uma eficácia terapêutica contra a COVID-19 in vitro, e a razão para a sua utilização na COVID-19 ainda não foi reconhecida. Assim, neste estudo, foram utilizadas várias técnicas de modelação molecular para decifrar o mecanismo de interação da teicoplanina com vários alvos da COVID-19. Inicialmente, foi utilizada a docagem molecular para estudar a interação da teicoplanina com vinte e cinco proteínas estruturais e não estruturais do SARS-CoV-2, a que se seguiu o cálculo da mecânica molecular/área de superfície de Born generalizada (MM/GBSA) para previsões da energia de ligação dos dez modelos principais de cada alvo[42]. Mecanismos de ação da teicoplanina contra o SARS-CoV1 e o SARS-CoV2.

Foram propostos dois mecanismos para a atividade anti-SARS-CoV da teicoplanina. O primeiro mecanismo é a inibição da protease catepsina L através da interação da porção lipofílica da teicoplanina com a enzima. Esta interação inibe a atividade da catepsina L e impede a libertação do SARS-CoV do endossoma tardio. A atividade da catepsina L é necessária para interromper a interação entre a proteína SPIKE e o recetor ACE2 no interior do endossoma tardio, o que constitui um pré-requisito para que o conteúdo do vírus seja libertado para o citoplasma da célula.

O segundo mecanismo é a inibição da atividade da cisteína protease principal do SARS-CoV2 (SARS-CoV2 3CL Pro) a uma concentração de 1,6 µM. A protease é necessária para a clivagem das poliproteínas do coronavírus, libertando as proteínas funcionais necessárias para a replicação do vírus [43].

Observámos preliminarmente uma coorte de 21 doentes afectados por envolvimento pulmonar grave de COVID-19 (doença do coronavírus 2019), hospitalizados em três unidades de cuidados intensivos (UCI) de um grande hospital universitário em Itália, Roma, e tratados complementarmente com teicoplanina. Os doentes incluídos na análise eram indivíduos caucasianos (18 homens e 3 mulheres) admitidos na UCI devido a complicações respiratórias graves após uma mediana de 7 dias (intervalo de 3-9 dias) desde o início dos sintomas da COVID-19 [44]. A teicoplanina foi administrada numa dose de 6 mg/mL 3 vezes de 12 em 12 horas e continuou com uma dose de manutenção de 6 mg/mL de 24 em 24 horas durante 7-12 dias. Como resultado do tratamento, observou-se uma eliminação do vírus em 40% dos doentes. Assim, a teicoplanina foi proposta como potencialmente ativa para o tratamento de doentes com COVID-19 [43,44].

### B. **Zitromicina**

Assim, em estudos, foi sugerido como o candidato certo para o co-tratamento com hidroxicloroquina para COVID-19. Num estudo in vitro em células Vero E6, foram utilizadas as concentrações de 1, 2 e 5 µM de hidroxicloroquina e 2, 5 e 10 µM de azitromicina. Observaram a inibição da replicação viral para 5 µM de hidroxicloroquina em combinação com azitromicina a 10 e 5 µM [43].

 outro estudo piloto descritivo realizado em apenas 80 doentes com um quadro clínico relativamente ligeiro durante pelo menos seis dias, sugeriu 200 mg de sulfato de hidroxicloroquina oral, aos doentes sem contra-indicações (documento suplementar 1) foi oferecida uma combinação de 200 mg de sulfato de hidroxicloroquina oral, três vezes por dia, durante dez dias, combinada com azitromicina (500 mg no D1 seguido de 250 mg por dia durante os quatro dias seguintes). Para os doentes com pneumonia e pontuação NEWS≥5, foi adicionado um antibiótico de largo espetro (ceftriaxona) à hidroxicloroquina e à azitromicina. Todos os participantes do grupo de combinação estavam virologicamente curados no dia 6. A maioria dos doentes, 81,3%, teve alta favorável da sua unidade e apenas 15% necessitaram de oxigenoterapia [45] .

### 4.1.4. c. Agentes antimaláricos

### A. Cloroquina e hidroxicloroquina

O novo coronavírus da síndrome respiratória aguda grave 2 (SARS-CoV-2), também designado por COVID-19, provocou uma pandemia que envolveu rapidamente o mundo inteiro e suscitou grandes preocupações em matéria de saúde pública. A comunidade científica está a explorar ativamente tratamentos potencialmente eficazes no combate à COVID-19. Foi demonstrado que a hidroxicloroquina limita a replicação do vírus SARS-CoV-2 in vitro. Nos países com pandemia de malária, a cloroquina é amplamente utilizada para tratar a malária. Nos países onde a malária não é pandémica, a cloroquina não é muito utilizada. A cloroquina e a hidroxicloroquina partilham estruturas químicas e mecanismos de ação semelhantes. O objetivo deste estudo foi investigar indiretamente a eficácia da cloroquina e da hidroxicloroquina no tratamento da COVID-19, determinando a prevalência da COVID-19 em países com e sem malária pandémica. [46] Tudo isto se aplica à cloroquina e à hidroxicloroquina, ambas 4-aminoquinolinas, que têm sido sugeridas como potenciais tratamentos para a covid-19. Atualmente, estão registados em todo o mundo pelo menos 80 ensaios com cloroquina, hidroxicloroquina ou ambas, por vezes em combinação com outros medicamentos.

A possível atividade das 4-aminoquinolinas na mononucleose infecciosa foi proposta pela primeira vez em 1960, antes de se conhecer a sua causa viral. Seguiram-se vários ensaios clínicos insatisfatórios, alguns com resultados positivos e outros negativos. Em 1967, os autores de um pequeno mas bem conduzido ensaio aleatório, duplamente cego e controlado por placebo com cloroquina concluíram que "exceto no que se refere a medidas de apoio, a mononucleose infecciosa é essencialmente intratável".

Desde então, muitos estudos demonstraram que as 4-aminoquinolinas são activas in vitro contra uma série de vírus. A sua eficácia tem sido atribuída a diferentes mecanismos. Por exemplo, são bases fracas e aumentam o pH endossómico nos organelos intracelulares do hospedeiro, inibindo a fusão autofagossoma-lisossoma e inactivando enzimas de que os vírus necessitam para a sua replicação. Podem também afetar a glicosilação da enzima conversora da angiotensina-2, o recetor que o SARS-CoV-2 utiliza para entrar nas células[47].

### 4.1.4 d. Imunomoduladores

### A. Anakinra

A síndrome respiratória aguda grave do coronavírus 2 (SARS-CoV-2) infecta aproximadamente 560 milhões de casos, resultando em 6 milhões de mortes em todo o mundo. De acordo com os Centros de Controlo e Prevenção de Doenças (CDC), os sintomas clínicos da doença do coronavírus 2019 (COVID-19) variam de ligeiros a graves A síndrome da angústia respiratória aguda (ARDS) é a complicação mais avassaladora da COVID-19, com uma elevada taxa de mortalidade. A síndrome de libertação de citocinas (SIR) e a interleucina (IL)-1 têm um papel crucial na progressão da SDRA induzida pelo SARS-CoV-2 e na falência de múltiplos órgãos. O remdesivir é o único antivírico que obteve a aprovação da Food and Drug Administration (FDA) dos EUA para bloquear a replicação do SARS-CoV-2. Apesar do papel crítico da fase pró-inflamatória na patogénese da COVID-19, faltam conhecimentos sobre a terapia imunomoduladora [48].

No estudo Um total de 130 doentes com suPAR ≥6 ng/ml foi atribuído a anakinra 100 mg subcutânea uma vez por dia durante 10 dias. O resultado primário foi a incidência de SRF no dia 14, definida como qualquer rácio respiratório inferior a 150 mmHg que necessite de ventilação mecânica ou não invasiva. Os principais resultados secundários foram a mortalidade aos 30 dias e os mediadores inflamatórios; foi explorado o WHO-CPS aos 28 dias. Foram estudados os comparadores de cuidados padrão de acordo com a propensão.

**Resultados:** 22,3% com tratamento com anakinra e 59,2% com os comparadores (hazard ratio, 0,30; IC 95%, 0,20-0,46) evoluíram para SRF; a mortalidade aos 30 dias foi de 11,5% e 22,3%, respetivamente (hazard ratio 0,49; IC 95% 0,25-0,97). A anakinra foi associada a uma diminuição da interleucina (IL)-6, sCD163 e sIL2-R circulantes; o rácio IL-10/IL-6 no 7.º dia foi inversamente associado à pontuação SOFA; os doentes foram afectados a estratos menos graves da OMS-CPS[49].

## B. Bevacizumab

Enquanto anticorpo monoclonal, o Bevacizumab actua contra o fator de crescimento endotelial vascular (VEGF) e é indicado para a terapêutica do cancro. O VEGF é discutido como o mais potente indutor de penetração vascular. O Bevacizumab liga-se ao VEGF e inibe a constituição da neovascularização, reduzindo assim o crescimento tumoral[43].

Recrutamos 26 pacientes de 2 centros (China e Itália) com Covid-19 grave confirmada, com frequência respiratória [≥] 30 vezes / min, saturação de oxigênio [≤] 93% com ar ambiente, ou pressão arterial parcial de oxigênio para fração de inspiração O2 razão (PaO2 / FiO2)> 100 mmHg e [≤] 300 mmHg, e pneumonia difusa confirmada por imagem radiológica de tórax. Este ensaio foi realizado de 15 de fevereiro a 5 de abril de 2020 e acompanhado por 28 dias. Em relação a pacientes de controle comparáveis com Covid-19 grave internados nos mesmos centros, o bevacizumabe mostrou eficácia clínica ao melhorar a oxigenação e encurtar a duração do suporte de oxigênio. Entre 26 pacientes hospitalizados com Covid-19 grave (idade mediana, 62 anos, 20 [77%] homens), o bevacizumab mais os cuidados padrão melhoraram acentuadamente as relações

PaO2/FiO2 nos dias 1 e 7 (valores elevados, dia 1, 50,5 [4,0,119,0], p<0,001; dia 7, 111,0 [85,0,165,0], p<0,001). Ao 28º dia, 24 (92%) doentes apresentaram melhoria do estado de suporte de oxigénio, 17 (65%) doentes tiveram alta, e nenhum apresentou agravamento do estado de suporte de oxigénio nem faleceu. A TC ou a radiografia do tórax revelaram uma redução significativa das áreas e dos rácios das lesões no prazo de 7 dias. Dos 14 doentes com febre, a temperatura corporal normalizou em 72 horas em 13 (93%) doentes. As contagens de linfócitos no sangue periférico aumentaram significativamente e os níveis de PCR diminuíram acentuadamente, conforme demonstrado nos dados disponíveis. Os nossos resultados sugerem que o bevacizumab mais os cuidados padrão foram altamente benéficos para o tratamento de doentes com Covid-19 grave. A eficácia clínica do bevacizumab justifica a realização de ensaios duplamente cegos, aleatórios e controlados por placebo[75].

## C. Sarilumab

Avaliar a segurança e a eficácia do bloqueio da interleucina (IL)-6 com sarilumab em doentes com pneumonia grave por COVID-19 e hiperinflamação sistémica.

**Métodos:** Realizámos um estudo aberto de sarilumab em pneumonia grave por COVID-19 (PaO2/FiO2 <300 mm Hg) com hiperinflamação (marcadores inflamatórios elevados e níveis séricos de IL-6). O Sarilumab 400 mg foi administrado por via intravenosa, para além dos cuidados padrão, e os resultados foram comparados com os de doentes contemporâneos tratados apenas com os cuidados padrão. A melhoria clínica, a mortalidade, a segurança e os factores de previsão da resposta foram avaliados aos 28 dias.

**Resultados:** Vinte e oito doentes foram tratados com sarilumab e 28 doentes contemporâneos que receberam apenas cuidados padrão foram utilizados como controlos. No 28º dia de seguimento, 61% dos doentes tratados com sarilumab registaram melhorias clínicas e 7% morreram. Estes resultados não foram significativamente diferentes do grupo de comparação (melhoria clínica 64%, mortalidade 18%; p=NS). O rácio PaO2/FiO2 basal >100 mm Hg e a consolidação pulmonar <17% na TAC previram a melhoria clínica nos doentes tratados com sarilumab. O tempo médio para a melhoria clínica em doentes com consolidação pulmonar <17% foi mais curto após o sarilumab

(10 dias) do que após o tratamento padrão (24 dias; p=0,01). A taxa de infeção e trombose pulmonar foi semelhante entre os dois grupos.

Ao 28.º dia, a melhoria clínica global e a mortalidade em doentes com COVID-19 grave não foram significativamente diferentes entre o sarilumab e o tratamento padrão. O sarilumab foi associado a uma recuperação mais rápida num subconjunto de doentes que apresentavam uma consolidação pulmonar menor no início do estudo[51].

## D. Talidomida

Apesar da sua história como teratogénio humano, a talidomida está a emergir como um tratamento para o cancro e doenças inflamatórias. Embora a evolução da sua aplicação clínica não pudesse ter sido prevista a partir da tragédia associada ao seu uso indevido no passado, a sua história serve como uma lição no desenvolvimento de medicamentos que sublinha a necessidade de compreender a farmacologia molecular da atividade de um composto, incluindo as toxicidades associadas[52]
A talidomida é um agente imunomodulador e anti-inflamatório e foi combinada com uma dose baixa de glucocorticoide. Sugerimos que os efeitos da talidomida podem estar relacionados com a regulação da imunidade, a inibição do aumento das citocinas inflamatórias, o alívio da ansiedade para reduzir o consumo de oxigénio, o alívio do vómito e a exsudação pulmonar[53].

## E. Tocilizumab

O tocilizumab (TCZ), um anticorpo monoclonal contra a interleucina-6 (IL-6), surgiu recentemente como um tratamento alternativo para os doentes com COVID-19 com risco de tempestades de citocinas. No presente estudo, o nosso objetivo foi discutir a resposta ao tratamento da terapêutica com TCZ em doentes infectados com COVID-19. Foram avaliados retrospetivamente os dados demográficos, o tratamento, os parâmetros laboratoriais da proteína C-reactiva (PCR) e da IL-6 antes e depois da terapêutica com TCZ e os resultados clínicos nos 15 doentes com COVID-19. No total, foram incluídos neste estudo 15 doentes com COVID-19. Dois deles estavam moderadamente doentes, seis estavam gravemente doentes e sete estavam em estado crítico. A TCZ foi utilizada em combinação com metilprednisolona em oito doentes. Cinco doentes receberam a administração de TCZ duas ou mais vezes. Embora o tratamento com TCZ tenha melhorado rapidamente o aumento da PCR em todos os doentes, no caso dos quatro doentes em estado crítico que receberam uma única dose de TCZ, três deles (N.º 1, 2 e 3) continuaram mortos e o nível de PCR no doente restante (N.º 7) não regressou aos valores normais, com um resultado clínico de agravamento da doença. O nível sérico de IL-6 tendeu a aumentar primeiro e depois a diminuir após a terapêutica com TCZ em 10 doentes. Foi observado um aumento persistente e dramático da IL-6 nestes quatro doentes que falharam o tratamento. A TCZ parece ser uma opção de tratamento eficaz em doentes com COVID-19 com um risco de tempestades de citocinas.

**F. Interferão**

O interferão-gama (IFN-gama) sinergiza com o IFN-alfa/beta para inibir a replicação de vírus de ARN e de ADN. Investigámos os efeitos dos IFNs na replicação de duas estirpes do coronavírus associado à síndrome respiratória aguda grave (SARS-CoV). Enquanto o tratamento de células Vero E6 com 100 U/ml de IFN-beta ou IFN-gama reduziu marginalmente a replicação viral, o tratamento com IFN-beta e IFN-gama inibiu a formação de placas de SARS-CoV em 30 vezes e a replicação em 3000 vezes às 24 h e em > 1 x 10(5)-vezes às 48 e 72 h pós-infeção. [54]

Os IFN de tipo I estão atualmente a ser avaliados num ensaio clínico para tratar o MERS-CoV e, por conseguinte, foram propostos para o tratamento da COVID-19, mas sem provas de testes laboratoriais contra o SARS-CoV-2[55]

O interferão de tipo I (interferão-β) é uma das primeiras citocinas induzidas pela infeção viral de uma célula e é um dos principais impulsionadores das respostas imunitárias inatas no pulmão humano.6 O SARS-CoV-2 suprime diretamente a libertação de interferão-β in vitro,7 e um estudo clínico recente de doentes com COVID-19 mostrou uma diminuição significativa da atividade do interferão nos doentes que desenvolveram uma doença mais grave[56].

Desenho do estudo e pacientes - Este foi um ensaio de fase 2, multicêntrico, aberto e aleatório. Foram recrutados doentes adultos com pelo menos 18 anos de idade internados no hospital a partir de 10 de fevereiro de 2020, por COVID-19 confirmado virologicamente, no Hospital Queen Mary, no Hospital Pamela Youde Nethersole, no Hospital Ruttonjee, no Hospital United Christian, no Hospital Queen Elizabeth e no Hospital Tuen Mun em Hong Kong. Estes seis grandes hospitais públicos estão situados em cinco dos sete agrupamentos de hospitais e servem 75% da população de 7 a 5 milhões de habitantes. As normas de saúde pública em Hong Kong exigiam que todos os doentes com testes positivos à COVID-19 fossem internados no hospital. Os critérios de elegibilidade para o estudo foram a idade mínima de 18 anos, uma pontuação nacional de alerta precoce 2 (NEWS2) de pelo menos 1 e uma duração dos sintomas de 14 dias ou menos aquando do recrutamento. O comité de análise institucional da Autoridade Hospitalar da Universidade de Hong Kong aprovou este estudo (UW20-074). Todos os doentes deram o seu consentimento escrito para a participação no estudo.

**Resultados**

O endpoint primário foi o tempo para obter um resultado RT-PCR negativo para o SARS-CoV-2 numa amostra de zaragatoa nasofaríngea. Os endpoints clínicos secundários foram o tempo para a resolução dos sintomas, definido como um NEWS2 de 0 mantido durante 24 horas; NEWS2 diário e pontuação da avaliação sequencial da falência de órgãos (SOFA); duração do internamento hospitalar; e mortalidade aos 30 dias. Outros parâmetros virológicos incluíram o tempo para obter RT-PCR SARS-CoV-2 negativo em todas as amostras clínicas, incluindo esfregaço nasofaríngeo, saliva orofaríngea posterior, esfregaço da garganta, fezes e urina; alterações diárias da carga viral nos primeiros 7 dias; e aparecimento de mutações de aminoácidos no gene nsp5 que codifica uma protease do tipo 3C. A resposta de citocinas no soro também foi medida. Os parâmetros de segurança foram a frequência e a duração dos acontecimentos adversos[57,58].

**4.1.4 e. Bloqueador dos receptores da angiotensina II**

**A. Losartan**

O losartan é um antagonista da $AT_1$ com uma função selectiva e competitiva que diminui as respostas dos órgãos terminais à AngII. Este agente anti-hipertensivo comum é atualmente prescrito a doentes com tensão arterial elevada, particularmente aqueles que são propensos a nefropatias diabéticas [59]. Materiais e Métodos: Foi administrado aos ratos um protocolo de duas sessões de stress de natação forçada. O pré-tratamento com losartan (10 mg/kg, IP) ou solução salina foi efectuado antes de cada sessão de natação. A atividade locomotora, o comportamento semelhante à ansiedade, a nocicepção e a aprendizagem da evitação passiva foram avaliados 24 horas após a última sessão de stress de natação. O stress da natação induziu um aumento do comportamento de ansiedade no teste de campo aberto, que o pré-tratamento com losartan contrabalançou. Foi observado um aumento do limiar térmico na medição nociceptiva após o stress da natação. O pré-tratamento com losartan atenuou o aumento do limiar e também inibiu uma diminuição da latência de passagem que foi observada no paradigma da memória após o stress da natação. Os resultados deste estudo indicam que o stress de natação sub-crónico prejudica a aprendizagem da evitação passiva, os comportamentos semelhantes aos da ansiedade e a nocicepção; e o recetor AT1 parece ter um papel modulador nestas alterações. No entanto, sugerem-se mais estudos para examinar o efeito protetor dos inibidores do AT1R nas deficiências induzidas pelo stress nas funções sensoriais e cognitivas[60].

### 4.1.4 f Antagonista do recetor B2 da bradicinina

### A. Icatibant

O Icatibant é um inibidor do recetor B2 da bradicinina e está disponível nos EUA e na Europa como terapia para o angioedema hereditário. A bradicinina, um potente mediador inflamatório, provoca uma maior dilatação e permeabilidade dos vasos sanguíneos, levando à acumulação de fluidos no tecido intersticial. O Icatibant liga-se aos receptores B2 e impede a funcionalidade da bradicinina [61]. O ensaio clínico aleatório e aberto do icatibant para a pneumonia por COVID-19 (ICAT-COVID, registado como NCT04978051 em ClinicalTrials.gov) foi realizado em Barcelona. Os doentes internados que necessitavam de oxigénio suplementar, mas não de oxigénio de alto fluxo ou de ventilação mecânica, foram alocados (1:1) para tratamento com três doses de 30 mg de Icatibant/d durante 3 dias consecutivos, mais cuidados padrão ou apenas cuidados padrão, e seguidos até 28 dias após a alta inicial.

Os resultados primários e secundários principais foram a resposta clínica no dia de estudo 10/alta e a eficácia clínica a 28 dias da alta inicial, respetivamente. A resposta clínica ocorreu em 27 de 37 pacientes (73,0%) no grupo do Icatibant e em 20 de 36 pacientes (55,6%) no grupo de controlo (diferença de taxa, 17,42; intervalo de confiança de 95% [IC], -4,22 a 39,06; P = 0,115). A eficácia clínica ocorreu em 37 doentes (100,0%) no grupo do Icatibant e em 30 doentes (83,3%) no grupo de controlo (diferença de taxa,

16,67; IC de 95%, 4,49-28,84; P = 0,011). Nenhum doente morreu no grupo do Icatibant, em comparação com 6 doentes (16,7%) no grupo de controlo (P = 0,011). Todos os pacientes, exceto 1, tiveram eventos adversos, que foram distribuídos uniformemente entre os braços do estudo. Nenhum paciente se retirou do estudo devido a eventos adversos. A adição de Icatibant aos cuidados padrão foi segura e melhorou a pneumonia e a mortalidade por COVID-19 neste estudo de prova de conceito. Um estudo maior, de fase 3, é necessário para estabelecer o valor clínico deste tratamento.

### 4.1.4 g Corticosteróides

A terapêutica com corticosteróides foi iniciada à discrição dos médicos assistentes. As opções de regime de corticosteróides eram: hidrocortisona intravenosa a 10 mg/kg por dia; metilprednisolona intravenosa a 1-3 mg/kg por dia; ou metilprednisolona intravenosa em pulso 500-1000 mg por dia durante 2-3 dias. Outras opções de tratamento incluíam lopinavir/ritonavir, imunoglobulina, pentaglobulina, soro de convalescença ou qualquer combinação[62].

Pensa-se que o SARS-CoV tenha emergido subitamente de pools zoonóticos de vírus. A epidemiologia molecular sugere que a estirpe epidémica evoluiu a partir de vírus do tipo SARS-CoV associados a morcegos, através de um hospedeiro intermediário civeta. Sem a evolução do SRA-CoV, que promove a infeção eficiente de células humanas e a transmissão de pessoa para pessoa, a epidemia emergente de SRA-CoV não teria ocorrido. Assim, a adaptação zoonótica do SARS-CoV foi um passo inicial necessário na patogénese humana do SARS-CoV. A análise das sequências de estirpes epidémicas zoonóticas, iniciais, intermédias e tardias, juntamente com experiências de evolução in vitro, demonstrou que os isolados zoonóticos podem adaptar-se rapidamente a um crescimento eficiente em células das vias respiratórias humanas através de múltiplas vias genéticas[63]

Os corticosteróides podem diminuir a resposta inflamatória, um fator importante para a lesão pulmonar e a síndrome de dificuldade respiratória aguda (SDRA) na infeção por SARS-CoV-2. Foi descrita a utilização de uma terapia à base de corticosteróides para reduzir a lesão pulmonar induzida pela inflamação em doentes com COVID-19 grave, à semelhança da utilização de corticosteróides para tratar a síndrome respiratória aguda grave (SARS) em 2003. Russell et al. referiram que parece haver algumas provas de que os corticosteróides podem ser benéficos se forem utilizados na fase aguda inicial da infeção por SARS-CoV-2; no entanto, as provas contraditórias da Organização Mundial de Saúde (OMS) relativamente à utilização de corticosteróides na infeção por SARS-CoV-2 significam que estas provas não são conclusivas[64].

Participantes neste teste Trinta e um doentes infectados com o coronavírus respiratório agudo grave 2 (SARS-CoV-2) tratados nos dois hospitais designados.

**Principais medidas de resultado** - Tempo de eliminação do vírus, duração do internamento hospitalar e duração dos sintomas, por tipo de tratamento (incluindo ou não terapia com corticosteróides). Resultado onze de 31 pacientes com COVID-19 receberam tratamento com corticosteróides. A análise de regressão de riscos proporcionais de Cox não indicou qualquer associação entre o tratamento com corticosteróides e o tempo de eliminação do vírus (hazard ratio [HR], 1,26; IC de 95%, 0,58-2,74), o tempo de internamento hospitalar (HR, 0,77; IC de 95%, 0,33-1,78) ou a duração dos sintomas (HR, 0,86; IC de 95%, 0,40-1,83). A análise univariada indicou que a eliminação do vírus foi mais lenta em dois doentes com infecções crónicas por hepatite B (diferença média, 10,6 dias; IC 95%, 6,2-15,1 dias). Os corticosteróides são amplamente utilizados no tratamento de doentes com COVID-19, mas não encontrámos qualquer associação entre a terapêutica e os resultados em doentes sem síndrome de dificuldade respiratória aguda. Uma infeção por VHB existente pode atrasar a eliminação do SARS-CoV-2, e esta associação deve ser investigada mais aprofundadamente[65].

Na pneumonia não grave por COVID-19, os corticosteróides devem ser proibidos? Quais seriam as vantagens e desvantagens da terapia com corticosteróides na pneumonia não grave por COVID-19? Nas fases iniciais do surto de COVID-19, foram utilizados corticosteróides precoces, em doses baixas e a curto prazo em casos parciais não graves de pneumonia por COVID-19 no nosso hospital. Neste estudo retrospetivo, comparámos os resultados clínicos dos doentes com pneumonia não grave.

**PROCEDIMENTOS:** Um único formulário de acompanhamento online devia ser preenchido pelos membros da equipa local do ensaio quando cada doente do ensaio recebesse alta, 28 dias após a aleatorização ou no momento da morte, consoante o que ocorresse primeiro. Foram registadas informações sobre a adesão ao tratamento atribuído, a receção de outros tratamentos para a Covid-19, a duração da admissão, a receção de suporte respiratório (com duração e tipo), a receção de diálise renal ou hemofiltração e o estado vital (incluindo a causa de morte). A partir de 12 de maio de 2020, foram registadas informações adicionais sobre a ocorrência de uma nova arritmia cardíaca grave. Além disso, obtivemos dados de rotina de cuidados de saúde e de registos que incluíam informações sobre o estado vital (com data e causa de morte) e a alta hospitalar[64].

## CONCEPÇÃO E SUPERVISÃO DE ENSAIOS -

O ensaio RECOVERY é um ensaio de plataforma iniciado por um investigador para avaliar os efeitos de potenciais tratamentos em doentes hospitalizados com Covid-19. O ensaio está a ser realizado em 176 hospitais no Reino Unido. (Os detalhes são fornecidos no Apêndice Suplementar, disponível com o texto completo deste artigo em NEJM.org.) Os investigadores foram assistidos pelo National Institute for Health Research Clinical Research Network e o ensaio é coordenado pelo Nuffield Department of Population Health da Universidade de Oxford, o patrocinador do ensaio. Embora já não estejam a ser incluídos doentes nos grupos da hidroxicloroquina, dexametasona e lopinavir-ritonavir, o ensaio continua a estudar os efeitos da azitromicina, tocilizumab, plasma convalescente e REGN-COV2 (uma combinação de dois anticorpos monoclonais dirigidos contra a proteína spike do SARS-CoV-2) [66].

### A. Nitazoxanida

Verificou-se que o medicamento antiparasitário aprovado pela FDA, a nitazoxanida (NTZ), tem atividade antivírica contra diferentes infecções virais, como os coronavírus, a gripe, o vírus da hepatite C (HCV), o vírus da hepatite B (HBV) e outros vírus, o que significa que tem potencial como medicamento antivírico de largo espetro. Estudos in vitro revelaram que a tizoxanida (TIZ) podia inibir a replicação in vitro do coronavírus canino S-378 nas células A72 infectadas (a concentração inibitória máxima, IC50, é de 1 µg/ml. Cao et al. referiram que a NTZ podia inibir eficazmente o coronavírus bovino (L9), o coronavírus murino, o vírus da hepatite do rato (A59) e o coronavírus entérico humano (4408) cultivados em linhas celulares de astrocitoma do rato (DBT) e de fibroblastos (17Cl-1) numa IC50 de cerca de 0,3 µg/ml; este efeito envolvia a inibição da expressão da proteína N viral. É notável que tanto a NTZ como o seu metabolito ativo (TIZ) apresentam geralmente uma ação de inibição in vitro comparável sobre os vírus;

inibem o MERS-CoV cultivado em linhas celulares LLC-MK2 (o IC50 relatado = 0,92 e 0,83 μg/ml, respetivamente) [67].

Num ensaio multicêntrico, aleatório, em dupla ocultação e controlado por placebo, foram incluídos doentes adultos que apresentavam sintomas (tosse seca, febre e/ou fadiga) da doença do coronavírus 2019 (COVID-19) até 3 dias após o início da doença, tendo 392 doentes sido aleatoriamente seleccionados para receber 500 mg de nitazoxanida três vezes por dia durante cinco dias ou um grupo de placebo. No dia 5, o alívio dos sintomas em 194 doentes tratados com Nitazoxanida não diferiu significativamente dos 198 doentes do grupo placebo, embora, após sete dias de terapia, o alívio dos sintomas no grupo da Nitazoxanida fosse consideravelmente melhor do que no grupo de controlo. A carga viral foi reduzida substancialmente com a nitazoxanida após cinco dias de tratamento. A nitazoxanida não se associou a eventos adversos graves ou morte, e os autores sugerem a sua utilização precoce[68].

### 4.1.4 h Antiprotozoários

### A. Emetina

A justificação para a potencial utilização de medicamentos antigos (emetina, outros alcalóides ou análogos do ipecacuanha) que foram utilizados para tratar a amebíase no tratamento da COVID-19. A emetina teve uma das mais baixas concentrações efectivas semi-máximas comunicadas ($CE_{50}$) de mais de 290 agentes neste artigo, o autor diz que a emetina é utilizada para o coronavírus da síndrome respiratória aguda grave (SARS). Embora as concentrações de $CE_{50}$ de emetina sejam alcançáveis no sangue, os estudos mostram que as concentrações de emetina podem ser quase 300 vezes superiores nos pulmões. Além disso, com base na CE relativa$_{50}$ s da emetina para os coronavírus em comparação com a Entamoeba histolytica, a emetina poderia ser muito mais eficaz como agente anti-coronavírus do que contra a amebíase[69]. A combinação de remdesivir e emetina mostrou um efeito sinérgico invitro [70].

### 4.1.4 Bloqueador i H2

### A. Famotidina

As opções de tratamento para pacientes não hospitalizados com a doença do coronavírus 2019 (COVID-19) para reduzir a morbidade, a mortalidade e a propagação da doença são uma necessidade global urgente. O antagonista do recetor de histamina-2 de venda livre famotidina é uma terapia putativa para COVID-19. Avaliámos quantitativamente as alterações longitudinais nas medidas de resultados relatadas pelos doentes em doentes não hospitalizados com COVID-19 que auto-administraram altas doses de famotidina por via oral[71]. A famotidina demonstrou reduzir a mortalidade em pacientes hospitalizados em alguns estudos[72].

### 4.1.4 Anticoagulante

### A. Heparina

Um efeito benéfico da utilização de heparina/heparina de baixo peso molecular (HBPM) sobre a mortalidade na COVID-19, do mesmo grupo, a utilização de terapia anticoagulante com heparina demonstrou também diminuir a mortalidade. Em parte, este efeito benéfico poderia ser explicado pelas propriedades anticoagulantes da heparina/LMWH. Aqui, resumimos os potenciais mecanismos benéficos e não anticoagulantes subjacentes ao tratamento de doentes com COVID-19 com heparina/ HBPM, que incluem (i) Inibição da atividade da heparinase, responsável pela fuga endotelial; (ii) Neutralização de quimiocinas e citocinas; (iii) Interferência no tráfico de leucócitos; (iv) Redução da entrada de células virais e (v) Neutralização de histonas citotóxicas extracelulares [73]. As complicações trombóticas parecem emergir como uma questão importante em doentes com COVID-19. Relatórios preliminares sobre os resultados da pandemia de COVID-19 mostraram que os doentes infectados desenvolvem habitualmente trombocitopenia (36,2%) e podem ter um dímero D elevado (46,4%), sendo estas taxas ainda mais elevadas nos doentes com doença grave de COVID-19 (57,7% e 59,6%, respetivamente) [74].

TABELA ; Terapias potenciais para o tratamento da COVID-19 como reposicionamento de medicamentos[81] Fonte- Tarighi, P., Eftekhari, S., Chizari, M., Sabernavaei, M., Jafari, D., & Mirzabeigi, P. (2021). Uma revisão dos potenciais medicamentos sugeridos para o tratamento da doença coronavírus (COVID-19). Revista Europeia de Farmacologia, 895, 173890. https://doi.org/10.1016/j.ejphar.2021.173890

| Agente | Classificação | Objetivo | Dosagem de tratamento | Efeitos secundários comuns | Aprovado para | Ensaios clínicos (Baseado em Clinicaltrials.gov) | Contraindicação | Comentários sobre a COVID-19 |
|---|---|---|---|---|---|---|---|---|
| Darunavir (Prezista) | Antivirais | Inibidor da protease: inibição da clivagem da poliproteína Gag-Pol | 800 mg por dia | Náuseas, vómitos, diarreia, dores de estômago, dores de cabeça, erupção cutânea, | VIH | (NCT0425227 4) | A coadministração com medicamentos altamente dependentes do CYP3A está associada a acontecimentos graves e/ou com risco de vida. | Efeitos positivos em combinação com outros antivíricos |
| Oseltamivir (Tamiflu) | Antivirais | Inibidor da neuraminidase | 75 mg duas vezes por dia | Náuseas, vómitos, dor de cabeça, Dor; | Gripe A e B | (NCT0430329 9) (NCT043 | Hipersensibilidade ao Oseltamivir ou a qualquer | Ineficaz |

| | | | | Confusão súbita, | | (NCT042 38698) (NCT042 55017) (NCT042 61270) | componente da formulação. | |
| Umifeno vir (Arbidol) | Anti virai s | Inibidor da hemaglu tinina | 200 mg três vezes por dia | Reacções alérgicas limitadas | Gripe A e B | (NCT042 6059 4) (NCT043 5068 4) | Aumento da sensibilid ade ao medicame nto em crianças com menos de dois anos. | Sem melhorias significativas |
| Favipirav ir (Avigan) | Anti virai s | Inibidor de RdRp | 1600 mg duas vezes por dia no dia 1 e 600 mg duas vezes por dia nos dias 2-14 | Diminuiçã o da produção de hemácias, aumento dos parâmetro s da função hepática. | Gripe | (NCT043 3690 4) (NCT043 5854 9) (NCT043 4924 1) | Utilização em mulheres que possam estar ou estejam grávidas | Redução dos sintomas |
| Remdesi vir (Veklury ) | Anti virai s | Inibidor de RdRp | 200 mg/do se | Inchaço, nódoas negras ou hemorragi a à volta | Medic ament o experi | (NCT043 6572 5) (NC | Hipersens ibilidade ao Remdesiv ir ou a | Utilização de emergência autorizada |

| | | | | da agulha IV, erupção cutânea, diarreia, insuficiên cia renal, hipotensão e aumento das enzimas hepáticas | menta l | T043 2376 1) (NC T043 0276 6) (NC T044 1035 4) | qualquer compone nte da formulaçã o | |
|---|---|---|---|---|---|---|---|---|
| Ribavirin a (Virazole ) | Anti virai s | Inibidor da síntese proteica viral | 6 g ao longo de 12- 18 h por dia, Inalaç ão oral | Ansiedade , Tosse ou rouquidão, Diarreia, Insónia, Dor de cabeça, Vómitos, Náuseas, Falta de apetite | Hepati te C, vírus sincici al respir atório. | (NC T043 9242 7) (NC T043 5667 7) | Hipersens ibilidade à ribavirina ou a qualquer compone nte da formulaçã o; Mulheres grávidas ou que possam engravida r | eficaz como terapia complementa r |
| Mesilato de nafamost ato | Anti virai s | Inibidor da serina protease | 0,1-0,2 mg/kg/ h de mistur ado com 5% DW | Náuseas, vómitos, suores, desconfort o no peito Agranuloc itose, hipercale mia | Pancr eatite crónic a, Antic oagula nte no Japão | (NC T043 5240 0) (NC T044 7305 3) | Heparina | Melhorar eficazmente as condições dos doentes |

| Mesilato de Camostat | Antivirais | Inibidor da serina protease | 2 × 100 mg comprimidos 3 vezes por dia durante 5 dias | Náuseas, vómitos, erupções cutâneas | Pancreatite crónica, Anticoagulante no Japão | (NCT0445815) (NCT0435328 4) (NCT0447054 4) (NCT0453061 7) | Heparina | Menos eficaz do que o Nafmostat |
|---|---|---|---|---|---|---|---|---|
| Lopinavir/Ritonavir (Kaletra/ Norvir) | Anti- retrovirais | Inibidor da protease, inibidor do CYP450 3A | 400 mg/100 mg; ou 200 mg/50 mg | Dor de cabeça. Dor de estômago ou diarreia, dor ou pressão no peito. Tonturas ou desmaios. | VIH | (NCT0433069 0) (NCT0440948 3) | Hipersensibilidade ao lopinavir, ritonavir, Gravidez; insuficiência hepática ou renal; coadministração com dissulfiram ou metronidazol. | Resultados contraditórios |
| Nelfinavir (Viracept) | Anti- retrovirais | Inibidor da protease | Dosagem in vitro: EC50 = 1,13, | Estômago perturbado, Diarreia | VIH | - | Coadministração com medicamentos que são | Eficácia in vitro com IC50 de 1,3 μM |

| | | | EC90 = 1,76 | | | | altamente dependentes do CYP3A | |
|---|---|---|---|---|---|---|---|---|
| Teicoplanina (Targocid) | Antibiótico | Bloqueador da catepsina L | Dosagem in vitro: IC50 = 1,66 | Febre, arrepios, reacções alérgicas, dores de cabeça, tonturas, síndrome do "homem vermelho". | Tratamento de infecções bacterianas. | - | Hipersensibilidade à Teicoplanina ou a qualquer componente da formulação. | Eficácia in vitro com o IC50 de 1,66 µM |
| Azitromicina (Zithromax) | Antibacteriano | Inibidor da síntese proteica dependente de ARN | 500 mg no dia 1, seguidos de 250 mg uma vez por dia | Dor de estômago, Diarreia, Náuseas, Vómitos, Falta de ar, Tonturas súbitas | Tratamento ou prevenção de infecções bacterianas. | (NCT0438196 2) (NCT0432983 2) (NCT0435931 6) (NCT0433210 7) | Hipersensibilidade à azitromicina. História de iterícia colestática/disfunção hepática associada à utilização prévia de azitromicina | Eficaz através do co-tratamento com HCQ |
| Cloroquina (Aralen) | Antimalárico | Inibidor dos lisossomas | 600 mg de base uma vez no dia 1 seguid | Náuseas, vómitos, diarreia, dores de cabeça, queda de cabelo, | Malária | (NCT0433362 8) (NCT0435333 | Hipersensibilidade à cloroquina, presença de | Ineficaz e ensaios clínicos interrompidos pela FDA em 25 de maio de 2020 |

| | | | | | | | | |
|---|---|---|---|---|---|---|---|---|
| | | | o de 300 mg de base uma vez por dia para uma duraçã o total do tratam ento | aumento da sensibilida de à luz | | 6) (NC T043 3160 0) (NC T043 4495 1) | alterações da retina ou do campo visual de qualquer etiologia (quando utilizada para outras indicaçõe s que não a malária aguda) | |
| Hidroxicl oroquina (Plaqueni l) | Anti mal áric os | Inibidor dos lisossom as | 800 mg uma vez no dia 1, seguid os de 400 mg/dia numa dose única ou em 2 doses dividid as | Dor de cabeça, tonturas, náuseas, vómitos, dor de estômago, perda de peso, sensação de irritação, erupção cutânea, queda de cabelo | Malári a, artrite reuma toide, lúpus eritem atoso discoi de ou sistém ico. | (NC T043 4054 4) (NC T043 5162 0) (NC T043 4569 2) (NC T043 8526 4) | Hipersens ibilidade conhecida à HCQ, a derivados de 4- aminoqui nolina ou a qualquer compone nte da formulaçã o. | Ineficaz e ensaios clínicos interrompido s pela FDA em 25 de maio de 2020 |
| Talidomi da (Thalomi d) | Age nte imu nom odul ador | Supresso r de TNF-α | 100 mg/dia | Sonolênci a, tonturas e erupção cutânea | Lepra, mielo ma múltip lo | (NC T042 7352 9) (NC T042 | Hipersens ibilidade à talidomid a ou a qualquer compone | Melhoria efectiva do estado do doente. |

| | | | | | | | |
|---|---|---|---|---|---|---|---|
| | | | | | 7358 1) | nte da formulaçã o; gravidez. | |
| Bevacizu mab | Anti corp o mon oclo nal | Anti-VEGF | 7,5 ou 15 miligr amas por quilog rama (mg/k g) IV. | Boca seca, Tosse, Alterações da voz, Perda de apetite, Diarreia, Náuseas, Vómitos, Prisão de ventre | Cancr o | (NCT013 5141 5) (NC T012 3973 2) | Hipersens ibilidade em caso de doença cardíaca grave, trombose, hemorragi a, acidente vascular cerebral, hemoptis e ou perfuraçã o do cólon | Tratamento de segunda linha |
| Tocilizu mab (Actemra ) | Anti corp o mon oclo nal | Inibidor da interleuc ina | 8 mg/kg, Máxi mo (800 mg/do se) | Dor de cabeça, tonturas, dor abdominal superior, úlceras na boca, neutropeni a, trombocit openia, aumento das enzimas hepáticas, aumento do colesterol | Artrite reuma toide, síndro me de liberta ção de citoci nas | (NC T043 1709 2) (NC T043 4544 5) (NC T043 3179 5) (NC T043 7765 9) (NC T043 | Hipersens ibilidade conhecida ao Tocilizum ab ou a qualquer compone nte da formulaçã o | Resultados contraditórios |

| | | | | | | | | |
|---|---|---|---|---|---|---|---|---|
| | | | | total e dos triglicéridos | | 5966 7) | | |
| Sarilumab | Anticorpo monoclonal | Inibidor do recetor de IL-6 | 200-400 mg/IV/dia | Neutropenia, aumento da ALT, vermelhidão no local da injeção, infecções respiratórias superiores, Congestão nasal, Corrimento nasal | Artrite reumatoide moderada a gravemente ativa | (NCT04327388) (NCT04315298) | Tuberculose ativa, tuberculose inativa, infeção fúngica oportunista | Nenhuma melhoria nos resultados |
| Anakinra | Antagonista da interleucina | Antagonista recombinante do recetor de IL-1 | 2 mg/kg/dia (Máx.: 100 mg/dia) ou 4 mg/kg/dia (Máx.: 200 mg/dia) | Vermelhidão, inchaço, nódoas negras ou dor no local da injeção | Artrite reumatoide | (NCT03265132) (NCT04443881) (NCT03002974) | Hipersensibilidade à proteína E. coli ou hipersensibilidade ao Anakinra ou a qualquer componente do produto. | Eficaz em comparação com o tratamento padrão |
| Interferões (α, β, λ) | Modificador da resposta biol | Impedir a replicação viral, a redução da carga viral | A EC50 para IFN-α e IFN-β in vitro: 1,35 | -α: Arritmias cardíacas, Anorexia, Convulsões, Retinopatia, | Cancros, Doenças auto-imunes, Hepati | (NCT04350671) (NCT04343976) | INF-α: Anemia, Depressão, Diabetes mellitus, Hipertensão, | Redução significativa da replicação viral e do título em combinação com outras terapias. |

| | | | UI/ml e 0,76 UI/ml, respetivamente. | Dormência, Palpitação, Parestesia e Tonturas. INF-β: Taquicardia sinusal, Neutropenia, Hipotiroidismo, Depressão, Pancitopenia, Hipertiroidismo INF-λ: Broncoespasmo, Pancreatite, Hiponatremia, Pneumonite intersticial. | te B e C | | Hipertiroidismo, Trombocitopenia, Retinopatia, Leucopenia, Convulsões, Doença arterial coronária, Hepatite autoimune. INF-β: Depressão, lactação. INF-λ: Hipersensibilidade. | |
| ógica | | | | | | | | |
| Losartan (Cozaar) | Antagonistas dos receptores | Bloqueio dos receptores da angiotensina II | 15 mg/kg | Tosse seca, cãibras, Dor nas pernas ou nas costas, Dor de estômago, | Insuficiência cardíaca, hipertensão | (NCT0433512 3) (NCT0431200 9) | Hipersensibilidade ao losartan ou a qualquer componente da | Atenua as lesões pulmonares |

| | | | | | | | | |
|---|---|---|---|---|---|---|---|---|
| | da angi oten sina II | | | Diarreia, Dor de cabeça, Tonturas; Sensação de cansaço; Insónia | | (NCT0431117 7) | formulação. | |
| Corticosteróides | Hormonas do córtex suprarrenal. | Agente anti-inflamatório e anti-fibrótico | Dexametasona 6 mg/dia Oral/IV Ou doses diárias totais equivalentes de glucocorticóides alternativos | Retenção de líquidos ou inchaço dos pés e das pernas, tensão arterial elevada, aumento dos níveis de açúcar no sangue, aumento do risco de infeção. | Corticosteróides naturais, Inflamação, Doenças auto-imunes, Sintomas de alergia. | (NCT0434428 8) (NCT0434544 5) (NCT0435951 1) (NCT0435524 7) | Hipersensibilidade ao ingrediente ativo ou a qualquer componente da formulação, infeção ativa não controlada | Pode ser utilizado em situações clínicas específicas. |
| Ivermectina (Stromectol) | Anti-helmíntico | Inibidor da importação nuclear mediada por IMP α/β1 | 600 µg/kg uma vez por dia | Dores de cabeça, dores musculares; Tonturas; Náuseas, Diarreia; Erupção cutânea ligeira | Infecções parasitárias | (NCT0438188 4) (NCT0436035 6) (NCT0440584 3) | Hipersensibilidade à Ivermectina ou a qualquer componente da formulação | Eficaz em exames in vitro e seguro. |

| Nitazoxanida | Antivirais e antiparasitários | Agente antiprotozoário | 500 mg de 6 em 6 horas durante 14 dias | Náuseas, dores de estômago; Dor de cabeça, Urina descolorida | Tratamento de vários Helmintos, Protozoários | (NCT0443531 4) (NCT0455248 3) (NCT0446326 4) | Hipersensibilidade em caso de insuficiência hepática ou renal, diabetes, VIH ou outras imunodeficiências | Potencial antiviral contra o MERS-CoV e outros coronavírus in vitro |
| Emetina | Antiprotozoários | Inibidor da síntese proteica: liga-se ao sítio ribossómico E | Dosagem in vitro: EC50 = 0,46 µM | Miosite no local da injeção, hipotensão, taquicardia, dor no peito, dispneia e anomalias no eletrocardiograma, incluindo inversão da onda T | Amebíase | - | Contraindicado em doenças renais, cardíacas e musculares e é utilizado com precaução em crianças e doentes idosos | Eficaz in vitro com EC50 a 0,46 µM |
| Famotidina | Anti-ácido | Antagonista H2 | 40 mg-60 mg de 8 em 8 horas | Obstipação, diarreia, fadiga, tonturas, fraqueza, alterações de humor, dores de cabeça, insónia | Azia, DRGE e síndrome de Zollinger-Ellison | (NCT0450424 0) (NCT0437026 2) (NCT045 | Medicamentos antimicrobianos, Acalabrutinib, Alendronato, Metformina | Estômago vazio e outros tratamentos |

| | | | | | | 4500<br>8) | | |
|---|---|---|---|---|---|---|---|---|
| Heparina (LMWH) | Anti coagula nte | Anti-trombina | UFH 250 U/kg ou LMWH 100 U/kg duas vezes por dia | Hematomas, hemorragia, irritação, dor, vermelhidão | Tratamento profilático da trombose venosa, embolia pulmonar e embolia arterial periférica | (NCT001 82403) (NCT000 49777) (NCT033 78466) | Hipersensibilidade, trombocitopenia induzida por heparina passada ou presente e hemorragia ativa | Eficaz em combinação com outras terapias |

**Abreviaturas :VIH: vírus da imunodeficiência humana; CYP3A: Citocromo P4503A; RdRp: RNA-polimerase dependente de RNA; RBC: glóbulos vermelhos; IV: intravenoso; FDA: Food Drug Administration; g: grama; mg: miligrama; kg: quilograma; DW: água dextrose; EC50: meia concentração máxima eficaz; IC50: meia concentração máxima inibitória; HCQ: hidroxicloroquina; TNF-α: fator de necrose tumoral: VEGF: fator de crescimento endotelial vascular; IL-6: interleucina-6; ALT: alanina aminotransferase; INF-α: interferão-α; INF-β: interferão-β; INF-λ: interferão-λ; UI: unidade internacional; IL-1: interleucina-6; IMPα/β1: importina α/β1; U: unidade; HNF: heparina não fraccionada; HBPM: heparina de baixo peso molecular.**

## 4.2 RAIVA

A raiva é uma doença viral zoonótica e fatal em animais e seres humanos, causada pelo vírus da raiva de ARN de cadeia negativa (VRAI), um rabdovírus do género Lyssavirus. Os animais selvagens são considerados hospedeiros de manutenção do VRAI, pelo que é essencial quebrar a cadeia de transmissão para controlar a raiva nos animais selvagens e também para interromper a transmissão de animais raivosos para animais saudáveis. De acordo com a Organização Mundial de Saúde (OMS), foram recomendadas duas estratégias principais de imunização para a prevenção da raiva humana 1) profilaxia pós-exposição (PEP), que consiste na lavagem de feridas no local de exposição ao VRAI, juntamente com a administração de imunoglobulinas anti-rábicas (RIG), se indicado, e a administração de várias doses de vacina anti-rábica, 2) profilaxia pré-exposição (PrEP), em que várias doses de vacina anti-rábica devem ser administradas antes da exposição ao VRAI. Para bloquear a transmissão da raiva, estima-se que seja suficiente uma cobertura vacinal de aproximadamente 70% da população de vectores [75]. Estudos pré-clínicos revelaram que a CV7202, uma nova formulação mRNA-LNP que inclui o mesmo antigénio mRNA que a CV7201 encapsulado em LNP, provoca respostas imunitárias em primatas não humanos comparáveis às induzidas por vacinas licenciadas (CureVac, dados em arquivo) [76]. Além disso, existem muitas vacinas candidatas de ARNm que estão atualmente em ensaios pré-clínicos ou que têm potencial pré-clínico [77].


### 4.2.1 Transmissão -

O vírus da raiva é transmitido por contacto direto (por exemplo, através de pele ferida ou das membranas mucosas dos olhos, nariz ou boca) com saliva ou tecido cerebral/sistema nervoso de um animal infetado. Normalmente, as pessoas contraem a raiva através da mordedura de um animal raivoso. Também é possível, mas raro, que as pessoas contraiam raiva através de exposições sem mordidas, que podem incluir arranhões, abrasões ou feridas abertas que são expostas à saliva ou a outro material potencialmente infecioso de um animal raivoso. Outros tipos de contacto, como acariciar um animal raivoso ou o contacto com o sangue, a urina ou as fezes de um animal raivoso, não estão associados ao risco de infeção e não são considerados exposições preocupantes para a raiva. Outros modos de transmissão - para além de mordeduras e arranhões - são pouco frequentes. A inalação do vírus da raiva em aerossol é uma via de exposição potencial não causada por mordidas, mas, com exceção dos trabalhadores de laboratório, a maioria das pessoas não encontrará um aerossol do vírus da raiva. A transmissão da raiva através de transplantes de córnea e de órgãos sólidos foi registada, mas também é muito rara. Desde 2008, só se conhecem dois dadores de órgãos sólidos com raiva nos Estados Unidos. Muitas organizações de colheita de órgãos acrescentaram uma pergunta de rastreio sobre a exposição à raiva aos seus procedimentos de avaliação da adequação de cada dador.

O vírus da raiva é o vírus mais extensivamente caracterizado dentro do género lyssavirus e circula em populações de mamíferos volantes e não volantes, tanto no mundo em desenvolvimento como no mundo desenvolvido. Estima-se que o VRAI cause entre 24 000 e 93 000 mortes humanas por ano, embora este número seja considerado uma subestimação. De forma crítica, a maioria das mortes humanas atribuídas à infeção por lisavírus ocorre no mundo em desenvolvimento, onde o vírus continua a circular nas populações caninas, sendo o maior fardo de doença no subcontinente indiano e em África. Embora existam ferramentas de profilaxia pré e pós-exposição para prevenir a doença causada pelo VRAI há mais de 30 anos, estas estão frequentemente indisponíveis em áreas onde o vírus é endémico. Suspeita-se que existam 10 milhões de contactos potencialmente infecciosos entre humanos e animais raivosos todos os anos, o que faz da raiva um alvo importante para as estratégias de prevenção e controlo [78].

### 4.2.2 Manifestação clínica-

**Hidrofobia:** espasmos musculares inspiratórios violentos e bruscos e hiperextensão, associados a um terror indescritível, provocados por tentativas de beber (ou visão, som ou menção de água) ou por uma corrente de ar ("aerofobia"); Fisiopatologia: tronco cerebral e sistema límbico afectados: Exagero dos reflexos protectores das vias respiratórias, perda da inibição dos reflexos inspiratórios, reforçados pelo condicionamento, Fases de excitação (alucinações, medo, agressividade) e intervalos lúcidos, Lesões dos nervos cranianos, especialmente III, VII, VIII. Fasciculações e mioclonias, Estimulação autonómica: hipersalivação, lacrimejamento, sudação. perda de controlo da temperatura, taquiarritmias cardíacas, coma, paralisia, neuropatia axonal, cardíaca: arritmias, hipotensão, miocardite e insuficiência cardíaca, respiratória: Asfixia, pneumonia, pneumotórax, espasmos inspiratórios, respiração periódica - respiração em grupo, Cheyne-Stokes e outras arritmias respiratórias, SDRA e insuficiência respiratória ,Neurológico/endocrinológico: convulsões, hipo/hiperpirexia, diabetes insípida, secreção inadequada de ADH e edema cerebral ,**Gastroenterológico:** hemorragias. Lágrimas de Mallory-Weiss e ulceração de stress.

### 4.2.3 Diagnóstico

O diagnóstico rápido da encefalomielite rábica intra-vitamínica é possível através de PCR na saliva, no líquido cefalorraquidiano, nas secreções respiratórias, nas lágrimas e nas biopsias de pele e através da coloração imunofluorescente de secções de pele. Devem ser analisadas amostras diárias até se confirmar o diagnóstico. O isolamento do vírus é ideal, mas demora dias. Os doentes não vacinados podem ser diagnosticados através da deteção de anticorpos neutralizantes. Contactar o laboratório de destino antes de recolher amostras [79].

## Resposta imunitária à vacinação

Embora tenha havido um pequeno número de casos de sobreviventes após a infeção com raiva, a grande maioria dos seres humanos que desenvolvem raiva, morrem como consequência da infeção. Apesar disso, a vacinação é altamente eficaz na prevenção da doença quando administrada antes ou logo após a exposição ao vírus. Louis Pasteur foi o pioneiro desta abordagem em 1885, utilizando originalmente medulas espinais dessecadas derivadas de coelhos infectados com raiva. As vacinas subsequentes foram também derivadas de tecido neural [80].

A encefalite da raiva continua a ser essencialmente incurável, e a maioria dos doentes morre em casa, com os seus terríveis sintomas não paliados por sedativos ou analgésicos. Tentativas recentes de curar a raiva em unidades de cuidados intensivos bem equipadas falharam, uma situação que enfatiza a importância das medidas preventivas. Os grandes avanços feitos na compreensão do vírus da raiva e as melhorias associadas nas vacinas contra a raiva tiveram pouco ou nenhum impacto na zona endémica tropical. A maioria dos pacientes que foram expostos à raiva ainda recebe vacinas contra o tecido nervoso para profilaxia pós-exposição. Uma prioridade urgente é o desenvolvimento de um regime que utilize uma vacina de cultura de tecidos que seja suficientemente económica para substituir a vacina de tecido nervoso. Isto foi conseguido na China com a vacina primária de células renais de hamster[81].

## Vacinas contra a raiva, pré-exposição e raiva canina

O curto prazo de validade, a baixa potência e o elevado número de complicações neurológicas associadas às vacinas inactivadas contra a raiva limitaram a possibilidade de as produzir em quantidades suficientemente grandes para realizar campanhas de vacinação em massa para eliminar a doença em cães, a fonte de mais de 98% de todas as mortes por raiva humana a nível mundial. No entanto, o desenvolvimento da vacina anti-rábica inactivada produzida em ovos embrionados fez com que o pensamento da saúde pública passasse da utilização da PEP em humanos para uma abordagem mais sistemática de tentativa.

**Profilaxia pré-exposição:** A eficácia da vacinação de profilaxia pré-exposição (PrEP) é de 100% se for administrada uma dose de reforço da PEP quando necessário. A PrEP tem vantagens sobre a PEP primária, uma vez que a PEP de reforço é mais segura, pode ser uma dose única de vacina, é menos dolorosa, uma vez que não é necessária uma RIG, e é mais barata. Um curso de PrEP dura toda a vida. Para os viajantes, a duração da viagem é irrelevante, uma vez que a exposição pode ocorrer em poucos dias. Recentemente, surgiu também um benefício inexplicável da PrEP. Durante um ensaio de vacina contra a malária, em que a vacina contra a raiva foi utilizada num grupo de controlo de crianças, observou-se uma incidência anormalmente baixa de meningite e de malária cerebral nos receptores da vacina contra a raiva. A descoberta parece ser específica para a vacina contra a raiva, uma vez que não foi observada em crianças que receberam a vacina conjugada meningocócica [82].

### Vacinas de segunda geração contra a raiva humana

A vacina anti-rábica de células diplóides humanas (HDCV), desenvolvida no Instituto Wistar, foi a primeira vacina anti-rábica de "segunda geração" altamente imunogénica produzida e comercializada em larga escala. A HDCV é produzida em células diplóides humanas WI-38 utilizando a estirpe Pitman Moore (PM) do vírus da raiva. Os ensaios clínicos indicaram que induzia títulos mais elevados e causava menos reacções adversas do que a DEV e, em 1973, um comité da OMS recomendou que a HDCV fosse testada, em conjunto com a imunoglobulina anti-rábica (RIG),

### Vacinas de terceira geração contra a raiva animal

As vacinas orais recombinantes contra a raiva desempenharam um papel notável na redução da raiva selvagem nas regiões onde estas vacinas de terceira geração contra a raiva animal foram utilizadas. A primeira vacina recombinante contra a raiva foi desenvolvida através da incorporação do gene da glicoproteína antigénica do vírus da raiva num vetor do vírus da vaccinia (V-RG). As primeiras espécies animais selvagens seleccionadas para a prova de conceito do V-RG foram as raposas e os guaxinins. Subsequentemente, a raiva oral recombinante.

Vacinar nos dias 0, 7, 21 e 28. Dependendo do fabricante da vacina, recomenda-se o reforço a intervalos de 3-5 anos. Este facto foi confirmado por estudos recentes de coortes de trabalhadores de morcegos do Reino Unido que são obrigados a ser vacinados contra a raiva antes de obterem licença para trabalhar com morcegos [83]

A vacinação pós-exposição é administrada normalmente como uma injeção intramuscular nos dias 0, 3, 7, 14 e 30. A HRIG é administrada no dia 0, exceto se o recetor tiver recebido uma vacinação anterior contra a raiva. Uma inovação foi a substituição da inoculação intramuscular pela injeção intradérmica da vacina. Esta via de inoculação parece exigir menos vacina para ser eficaz, o que reduz o custo do tratamento. Uma desvantagem deste método é a maior dificuldade em administrar injecções intradérmicas bem sucedidas.

As vacinas derivadas de culturas celulares podem ser utilizadas para a vacinação parentérica de animais de companhia e de gado, tendo também sido utilizadas para desenvolver vacinas orais para imunização de animais selvagens [84].

**Como é que a profilaxia pós-exposição previne a raiva?**

A raiva pode ser efetivamente prevenida após uma exposição reconhecida através da profilaxia pós-exposição (PEP), desde que as recomendações atuais sejam seguidas rigorosamente (Manning et al., 2008, Organização Mundial da Saúde, 2005). A PEP consiste na limpeza imediata da ferida, imunização ativa com doses múltiplas de vacina anti-rábica e imunização passiva com imunoglobulina anti-rábica humana, injectada na ferida e à volta dela e por via intramuscular [85].

**4.2.4 Medicamentos utilizados**

Corticosteróides. Em modelos de ratos, a administração de corticosteróides aumentou a taxa de mortalidade e encurtou o período de incubação. A terapia com corticosteróides geralmente não é considerada para o tratamento do edema cerebral na raiva. O edema grave associado a um risco de herniação cerebral é raro em doentes com raiva, embora esta seja uma complicação potencial da terapêutica intratecal com HRIG [78]. Por conseguinte, a administração de corticosteróides não é recomendada para a terapêutica da raiva, exceto para o tratamento da insuficiência adrenocortical. A terapia com corticosteróides pode não ser desejável para complicações que são possivelmente imunopatogenéticas, como a miocardite na raiva. Além disso, os corticosteróides podem efetivamente fechar a barreira hemato-encefálica e reduzir a entrada de outros agentes terapêuticos. [86]


## 4.3 Vírus Zika

O vírus Zika (ZIKV) é um vírus transmitido por artrópodes (arbovírus) do género Flavivirus e da família Flaviviridae [87] e, por conseguinte, evolutivamente relacionado com outros arbovírus transmitidos por mosquitos, como o dengue, a febre-amarela (YFV) e o vírus do Nilo Ocidental. Tem um genoma positivo de ácido ribonucleico (ARN) de cadeia simples. Embora a estrutura do virião ainda não tenha sido determinada, quando comparada com a dos outros flavivírus conhecidos, esta deve ser limitada por um invólucro lipídico derivado do retículo endoplasmático (RE) da célula hospedeira, que envolve um nucleocapsídeo com estrutura e simetria ainda indefinidas, composto pela proteína C e pelo genoma viral O vírus Zika é um flavivírus relacionado com o vírus da dengue, o vírus da febre amarela e o vírus do Nilo Ocidental. É considerado um arbovírus emergente transmitido por mosquitos do género Aedes. A sua primeira descrição ocorreu em 1947, na floresta Zika, no Uganda, isolado em macacos Rhesus utilizados como isco para estudar o vírus da febre amarela. Foram detectados casos esporádicos em países africanos e, no final da década de 70, na Indonésia. Em 2007, foram descritas epidemias na Micronésia e noutras ilhas do Oceano Pacífico e, mais recentemente, no Brasil. O quadro clínico é caracterizado por uma síndrome "tipo dengue", com início abrupto de febre e uma erupção cutânea evanescente de início precoce, frequentemente pruriginosa. Ocasionalmente, a doença tem sido associada à síndrome de Guillain-Barré. No entanto, até à data, não foram notificadas mortes e complicações causadas pela doença. A rápida propagação do vírus e o seu potencial epidémico são especialmente problemáticos em países onde existe a circulação de outros arbovírus, o que impõe dificuldades no diagnóstico diferencial e nos encargos com os cuidados de saúde[88].

Um estudo da evolução molecular do vírus Zika, baseado em estirpes virais recolhidas em 4 países da África Ocidental durante 1947-2007, identificou vários locais no genoma do vírus Zika que estavam sob forte pressão de seleção negativa. Esta descoberta sugere a eliminação frequente de polimorfismos deletérios em genes funcionalmente importantes e a possibilidade de recombinação, que ocorre raramente entre os flavivírus.

## 4.3.1 Transmissão

O vírus Zika, tal como outros flavivírus, é transmitido por mosquitos, principalmente do género Aedes (Stegomyia). Foram implicados vários Aedes spp., incluindo o Ae. aegypti, o Ae. africanus, o Ae. hensilli e o Ae. albopictus. O mosquito Ae. aegypti parece ser o principal vetor na Ásia e foi o vetor primário suspeito do surto na Polinésia Francesa. O vírus Zika foi detectado em mosquitos Ae. aegypti capturados na natureza, que, segundo experiências laboratoriais, são capazes de transmitir o vírus Zika. Os mosquitos Ae. hensilli estiveram implicados no surto de Yap, mas o vírus Zika nunca foi isolado destes mosquitos. Em África, o vetor predominante da espécie Aedes não foi ainda definitivamente identificado, embora estudos de isolamento viral sugiram que o Ae. albopticus foi o vetor provável num surto de vírus Zika em 2007 no Gabão.

A aquisição do vírus pelo mosquito ocorre provavelmente durante uma refeição de sangue; após a absorção, o vírus replica-se e é transmitido a um animal reservatório na refeição de sangue seguinte. O isolamento do vírus ou de anticorpos anti-Zika de vários primatas não humanos e de outros animais selvagens e domésticos sugere a existência de múltiplos reservatórios animais. Um estudo examinou a cinética da infecciosidade do vírus Zika em mosquitos Ae. aegypti utilizando membranas de alimentação de sangue; o conteúdo viral era elevado no dia da alimentação (inoculação), diminuiu para níveis indetectáveis até ao dia 10, aumentou no dia 15 e manteve-se elevado nos dias 20-60. Estes resultados sugerem um período de incubação nos mosquitos de ≈10 dias [89].

## O vírus Zika e a transmissão sexual

Por volta da altura do surto no Estado de Yap, dois cientistas norte-americanos que tinham estado a trabalhar no sudeste do Senegal em agosto de 2008 regressaram aos EUA, onde adoeceram com uma erupção cutânea, dores de cabeça, fadiga e artralgia, tendo um deles também relatado hematospermia (sangue na ejaculação). As provas serológicas sugeriram que o vírus Zika era o agente patogénico causador e, posteriormente, a mulher de um dos doentes adoeceu (referida como doente 3), com sintomas semelhantes, tendo sido inferida a transmissão do vírus Zika de pessoa para pessoa através do contacto sexual ou da saliva. No entanto, uma vez que o tempo de vida de uma fêmea do mosquito Aedes é superior a 3 semanas, não se pode excluir a possibilidade de um mosquito infetado ter sido transportado no vestuário ou na bagagem pessoal, resultando na infeção direta do doente 3. No entanto, foi notificado um segundo caso de hematospermia e, neste caso, o vírus Zika foi identificado positivamente no sémen, o que sugere que a transmissão sexual do vírus Zika através do sémen é uma via viável de infeção não transmitida por vectores. Recentemente, foram comunicados outros casos de possível transmissão sexual e de elevadas concentrações de vírus Zika detectadas no sémen. Para além do sémen, o ARN do vírus Zika foi detectado na sálvia, no leite materno e na urina e, em pelo menos um caso, o vírus foi recuperado de uma amostra de urina[90].

### 4.3.2 Manifestações clínicas

O ZIKV pode ser transmitido por relações sexuais [91] Muitas pessoas infectadas com o vírus Zika são assintomáticas. Os achados clínicos característicos são o início agudo de febre com erupção maculopapular, artralgia ou conjuntivite. Outros sintomas frequentemente relatados incluem mialgia e dor de cabeça. A doença clínica é geralmente ligeira, com sintomas que duram entre vários dias a uma semana. A doença grave que requer hospitalização é pouco frequente e a letalidade é baixa. No entanto, foram registados casos de síndrome de Guillain-Barré em doentes com suspeita de infeção pelo vírus Zika. Recentemente, os CDC concluíram que a infeção pelo vírus Zika durante a gravidez é uma causa de microcefalia e de outros defeitos cerebrais fetais graves. Devido a preocupações com a microcefalia causada pela infeção materna pelo vírus Zika, os fetos e bebés de mulheres infectadas com o vírus Zika durante a gravidez devem ser avaliados para detetar possíveis infecções congénitas e anomalias neurológicas.

### 4.3.3 Diagnóstico

Com base nas características clínicas típicas, o diagnóstico diferencial da infeção pelo vírus Zika é amplo. Para além da dengue, outras considerações incluem a leptospirose, a malária, as rickettsias, o estreptococo do grupo A, a rubéola, o sarampo e as infecções por parvovírus, enterovírus, adenovírus e alfavírus (por exemplo, vírus chikungunya, Mayaro, Ross River, Barmah Forest, o'nyong-nyong e sindbis).

O diagnóstico preliminar baseia-se nas características clínicas do doente, nos locais e datas de viagem e nas actividades. O diagnóstico laboratorial é geralmente efectuado através da análise do sangue total, do soro ou do plasma para detetar o vírus, o ácido nucleico viral ou a imunoglobulina M específica do vírus e os anticorpos neutralizantes.

Sendo uma doença arboviral, o vírus Zika é uma doença de notificação obrigatória a nível nacional. Os prestadores de cuidados de saúde são encorajados a notificar casos suspeitos aos seus departamentos de saúde estatais ou locais para facilitar o diagnóstico e mitigar o risco de transmissão local. Os departamentos de saúde estaduais ou locais são incentivados a notificar os casos confirmados em laboratório ao CDC através do ArboNET, o sistema nacional de vigilância de doenças arbovirais[92].

**Fisiopatologia da infeção pelo vírus Zika**

**Modelos in-vitro e in-vivo**

O vírus Zika infecta células progenitoras neurais corticais embrionárias humanas, induzindo a morte celular e fornecendo provas de que os neurónios humanos são susceptíveis ao vírus.

O vírus parece ter como alvo principal os progenitores neuronais no cérebro em desenvolvimento e, em casos raros, algumas áreas do cérebro adulto. A infeção precoce está associada à paragem da proliferação e a um aumento da morte dos progenitores neuronais. Foram observados resultados semelhantes em neuroesferas corticais. Os modelos do ratinho e do macaco rhesus apoiaram um papel causal do vírus Zika na gravidez adversa e nos resultados neurológicos observados nas pessoas (apêndice). Em ratinhos, o vírus Zika foi recuperado de tecidos fetais após infeção periférica materna, o que sugere a transmissão materno-fetal. Os fetos de ratinhos infectados apresentavam anomalias semelhantes às descritas em pessoas. A infeção vaginal em ratinhos foi associada a defeitos fetais[93].

**Preparação da polimerase do ARN do ZIKV**

A polimerase do ARN do ZIKV (ZVRP) foi obtida a partir de células BHK-21 infectadas com o ZIKV. As células foram infectadas com ZIKV a um MOI de 10 durante 24 h, lisadas com tampão A [contendo fosfato de potássio 0,25 M (pH 7,5), 2-mercaptoetanol (2-ME) 10 mM, EDTA 1 mM, Triton X-100 0,5%, fluoreto de fenilmetano-sulfonilo (PMSF) 0,5 mM e glicerol a 20%], sonicadas e centrifugadas a 10 000 × g durante 10 min a 4 °C. O sobrenadante resultante foi novamente centrifugado a 100 000 × g durante 90 minutos a 4 °C e passado através de duas colunas de permuta iónica, DEAE- e fosfo-celulose[19]. Em alternativa, a região NS5 do ZIKV que codifica os nucleótidos responsáveis pela atividade da RNA polimerase dependente de ARN (RDRP) foi clonada no vetor pET-41b+ (Novagen) entre os sítios BamHI e SacI. A expressão de ZVRP foi induzida pela adição de isopropil β-D-1-tiogalactopiranosídeo (IPTG) à estirpe BL21 de E. coli. As células foram lisadas em tampão A e a etiqueta GST N-terminal foi utilizada para purificar a proteína utilizando um kit de purificação por rotação GST (ThermoFisher Scientific) de acordo com as instruções do fabricante [94].

### 4.3.4 Medicamentos

### A. Antivíricos dirigidos ao hospedeiro

Visar os processos das células hospedeiras constitui uma estratégia atractiva de largo espetro, porque são frequentemente utilizados por múltiplos vírus e, além disso, são menos propensos a desenvolver resistência aos medicamentos. Estes inibidores que actuam no hospedeiro podem ser dirigidos a qualquer molécula ou via implicada nas diferentes etapas do ciclo de vida viral, desde a ligação, entrada e fusão, até à formação do complexo de replicação, maturação viral e saída.

Para manter uma replicação correcta, os vírus dependem do fornecimento de nucleósidos das células hospedeiras. A ribavirina é um análogo da guanosina que tem uma atividade de largo espetro contra vários vírus ARN e ADN. Foram propostos diferentes mecanismos para explicar as propriedades antivíricas da ribavirina, incluindo mecanismos indirectos, como a inibição da inosina monofosfato desidrogenase (IMPDH) e efeitos imunomoduladores, bem como mecanismos directos, como a interferência com o encapsulamento do ARN, a inibição da polimerase e a mutagénese letal. Este antiviral é normalmente utilizado em terapias combinadas para tratar infecções crónicas por HCV. O nosso grupo e outros demonstraram a atividade inibitória da ribavirina contra estirpes de ZIKV de diferentes origens geográficas em várias linhas celulares, tais como células Vero, células progenitoras neurais humanas (hNPCs), fibroblastos dérmicos humanos (HDFs) e células de adenocarcinoma do pulmão humano (A549).

Também se demonstrou que a ribavirina suprime a viremia em ratinhos deficientes em STAT-1 infectados com ZIKV, que não têm sinalização IFN de tipo I e são, portanto, altamente sensíveis à infeção por ZIKV com um resultado letal. Estudos recentes demonstraram que o merimepodib (MMPD ou VX-497) e o ácido micofenólico (MPA), dois inibidores da IMPDH, também inibem a replicação do ARN do ZIKV em diferentes tipos de células, incluindo células Huh-7, células placentárias cervicais humanas e células estaminais neurais e células amnióticas primárias. A azatioprina, outro inibidor da síntese de purinas e composto imunossupressor, demonstrou abolir a replicação do ZIKV em células HeLa (células de cancro do colo do útero) e JEG3 (linha celular de coriocarcinoma humano); no entanto, a sua utilização em mulheres grávidas não é recomendada.

À semelhança dos inibidores da síntese de purinas, os compostos que inibem a síntese de pirimidinas também demonstraram afetar a replicação do ZIKV. Pascoalino et al. analisaram uma biblioteca de 725 compostos de uma coleção de medicamentos quimicamente diversos aprovados pela FDA com mecanismos de ação conhecidos e desconhecidos. Toda a biblioteca foi analisada a 20 µM contra células Huh7 que infectam o ZIKV. Os autores identificaram a 6-azauridina ($EC_{50}$ = 2,3 µM) e outro inibidor da biossíntese da pirimidina, o 5-fluorouracil ($EC_{50}$ = 14,3 µM), que inibe a timidilato sintase (a enzima que catalisa o passo final da biossíntese da timidina). Estes compostos estão classificados na categoria D de gravidez pela FDA e, por conseguinte, apresentam risco fetal humano, o que não é inesperado, uma vez que esgotam a reserva celular de nucleótidos, afectando o desenvolvimento adequado do feto. Além disso, os autores identificaram a lovastatina, um inibidor da 3-hidroxi-3-metilglutaril-coenzima (HMG-CoA) redutase, cuja atividade contra o ZIKV foi confirmada através de um ensaio de dose-resposta ($EC_{50}$ = 20,7 µM).

A atividade antiflavivírica da lovastatina foi também demonstrada contra o HCV e o DENV. Além disso, Sarkey et al. demonstraram que um curso parentérico de curta duração de altas doses de lovastatina em ratos atenuou acentuadamente a lesão do sistema nervoso e, assim, poderia ser eventualmente utilizado em doenças inflamatórias dos nervos periféricos, como a síndrome de Guillain-Barré (GBS), uma consequência da infeção por ZIKV [86].

**4.4 RSV**

O vírus sincicial respiratório (VSR) é uma doença respiratória comum responsável por mais de 30 milhões de infecções do trato respiratório inferior (ITRB) e 3 milhões de hospitalizações por ano em todo o mundo [95]. A infeção por VSR conduz a bronquiolite aguda nas crianças e está associada a uma elevada morbilidade e mortalidade. Estima-se que a maioria das crianças seja infetada durante os primeiros anos de vida e, embora a maioria dos casos de VSR resulte em doença ligeira, uma certa proporção de casos desenvolve bronquiolite, pneumonia e inflamação generalizada do trato respiratório [96]. Os factores de risco, como o estatuto socioeconómico, influenciam a morbilidade e a mortalidade da infeção aguda por VSR, sendo os países de rendimento baixo e médio desproporcionadamente afectados[97].

Em 21 de junho de 2023, o Comité Consultivo de Práticas de Imunização (ACIP) dos Centros de Controlo e Prevenção de Doenças (CDC) recomendou que as pessoas com idade ≥60 anos podem receber uma dose única de vacina contra o VSR utilizando a tomada de decisão clínica partilhada (ou seja, com base na discussão entre o doente e o prestador de cuidados de saúde para determinar se a vacinação contra o VSR é adequada para o doente) [98]. As actuais vacinas candidatas contra o RSV têm como alvo a proteína F altamente conservada, que impede a fusão viral; no entanto, a maioria delas falhou os ensaios clínicos devido a títulos insuficientes de anticorpos neutralizantes. Recentemente, o mRNA-1345 foi desenvolvido como uma potencial vacina baseada em mRNA para o RSV [99].

**4.4.1 Transmissão**

O RSV é transmitido através do contacto com gotículas do nariz e da garganta de pessoas infectadas quando estas tossem ou espirram. O VSR também se pode propagar através de secreções respiratórias secas na roupa de cama e outros objectos semelhantes. O contacto direto com o vírus, como o beijo, também pode propagar o vírus. O VSR pode permanecer infecioso em superfícies duras durante várias horas e na pele durante menos tempo.

### 4.4.2 Manifestações clínicas

Os sintomas típicos assemelham-se aos da constipação comum: corrimento nasal, tosse, espirros, febre, pieira e diminuição do apetite. Pode ocorrer uma doença ligeira ou impercetível. No entanto, a infeção por RSV também pode resultar em pneumonia, especialmente em pessoas muito jovens, muito idosas ou com sistemas imunitários enfraquecidos. Os indivíduos também podem ser infectados com vários vírus respiratórios ao mesmo tempo, o que pode causar complicações mais graves.

Os sintomas começam geralmente quatro a seis dias após a exposição. Os sintomas geralmente desenvolvem-se lentamente ao longo de um período de vários dias. O período de contágio é geralmente inferior a 10 dias após o início dos sintomas, mas ocasionalmente é mais longo. Os sintomas, nomeadamente a tosse, podem persistir durante alguns dias a várias semanas.

### 4.4.3 Diagnóstico

O RSV é diagnosticado por um pediatra/profissional de saúde. Normalmente, é identificado pelo aparecimento de sintomas típicos. A utilização de testes laboratoriais específicos é frequentemente limitada a casos de doença grave e a investigações especiais de surtos. Os testes laboratoriais mais comuns utilizam uma zaragatoa ou fluido respiratório para procurar o vírus.

### 4.4.4 Medicamentos

### A. Inibidores de fusão

A entrada do RSV nas células hospedeiras envolve duas proteínas de membrana, uma glicoproteína de fusão (F) trimérica e uma glicoproteína de ligação (G). Mais especificamente, a entrada nas células é mediada pela proteína F viral de classe I em resposta à ligação de um recetor do hospedeiro pela proteína de ligação. Durante o processamento pós-tradução, o péptido de fusão de F é libertado e, após ativação induzida pelo recetor, insere-se na membrana da célula hospedeira. À medida que F sofre um redobramento dramático da sua conformação metastável de pré-fusão para a conformação estável de feixe de 6 hélices (6HB) pós-fusão, as membranas do hospedeiro e do vírus são unidas, permitindo a fusão e a entrada do complexo ribonucleoproteico viral. A proteína G do RSV não é essencial para a entrada do vírus, em contraste com as proteínas de ligação de outras paramixovirinas, embora contribua para a eficiência da entrada [100]

### B. Oligómeros de morfolino anti-RSV

Os morfolinos são moléculas sintéticas constituídas por cerca de 25 bases de ácidos nucleicos escolhidas para se ligarem e bloquearem moléculas de ARN específicas, impedindo assim a transcrição de produtos genéticos. Estes oligómeros penetram facilmente nas células epiteliais em cultura ou nas vias respiratórias dos ratos in vivo. Dois oligómeros de morfolino fosforodiamidato (PMO) anti-sentido que visam a sequência do ARNm da proteína L do VSR foram testados quanto à sua atividade anti-VSR em células e em ratos. Quando testados contra cultura de tecidos infectados com RSV.

### C. Inibidores da proteína N

O RSV-604 é uma benzodiazepina oral que está a ser desenvolvida pela Arrow Therapeutics (Novartis) [101]. A atividade inibitória situa-se na gama submicromolar tanto para o RSV-A como para o RSV-B [102]. As estirpes resistentes ao fármaco apresentavam mutações na nucleoproteína, o que sugere que o efeito antivírico é conseguido através da inibição da proteína. Os ensaios de fase I mostraram que o fármaco era bem absorvido em seres humanos e que uma dose única diária era suficiente para atingir níveis antivirais de $EC_{90}$ .

### D. Inibidores da inosina-5′-monofosfato desidrogenase (IMPDH)

A ribavirina (Virazole® , ICN Pharmaceuticals) é o único medicamento antiviral autorizado para o tratamento da infeção por RSV. A ribavirina inibe a inosina monofosfato desidrogenase (IMPDH), uma enzima envolvida na síntese de nucleótidos de guanina. A ribavirina tem uma ampla atividade antivírica, reduzindo a formação de ARNm e da polimerase viral [103]. A ribavirina tem sido administrada por aerossol a bebés com bronquiolite grave por VSR e a doentes imunocomprometidos infectados por VSR.

## E. RSVIg e palivizumab

Os anticorpos interferem com a ligação dos agentes patogénicos e facilitam a opsonização, neutralização e eliminação dos vírus, representando assim agentes terapêuticos atractivos. Uma globulina hiperimune policlonal inicial contra o VSR (RespiGam, MedImmune) foi agora substituída pelo Synagis® (palivizumab, MedImmune), um anticorpo monoclonal humanizado contra a proteína F do VSR. O palivizumab é administrado a 15 mg/kg/mês i.m. durante a época do RSV (cinco doses).

## F. Inibidor de fixação

O MBX-300 (Microbiotix) tem como alvo a proteína de ligação (G) do RSV e tem estado a ser desenvolvido para o tratamento oral da infeção por RSV. Reduz a replicação do vírus quando administrado antes ou várias horas após a infeção de ratos de algodão [104].

### 4.5 GRIPE SAZONAL

Os vírus da gripe pertencem à família Orthomyxoviridae de vírus que possuem genomas de ARN segmentado de cadeia simples e sentido negativo[105]. Os vírus da gripe sazonal infectam milhões de pessoas e causam centenas de milhares de casos de excesso de mortalidade todos os anos [106]. A grande maioria da incidência do vírus da gripe sazonal está associada a dois tipos de vírus da gripe: A e B (os vírus do tipo C também circulam nos seres humanos, mas causam doenças menos graves) [105]. Em geral, os vírus da gripe A causam epidemias mais graves do que os vírus da gripe B, embora nalguns anos os vírus da gripe B possam predominar [107], enquanto o tipo C causa normalmente uma infeção respiratória superior mais ligeira nos seres humanos [108]. A maioria das pessoas infectadas com o vírus da gripe apresenta sintomas respiratórios febris agudos, não complicados e autolimitados ou são assintomáticas. No entanto, a doença grave e as complicações devidas à infeção, incluindo a hospitalização e a morte, podem ocorrer em pessoas idosas, em pessoas muito jovens, em pessoas com doenças subjacentes (incluindo doenças pulmonares e cardíacas, diabetes e imunossupressão) e em pessoas previamente saudáveis [109].

### 4.5.1 Transmissão

Na secreção respiratória dos doentes que sofrem de gripe, estão frequentemente presentes grandes quantidades de carga viral e, consequentemente, cada pessoa infetada pode transmitir a infeção a outros indivíduos através de espirros e tosse. Tem-se postulado que a doença é transmitida principalmente através de gotículas de partículas grandes (>5 μ).

Devido ao grande tamanho das gotículas infecciosas, é necessário um contacto próximo para a aquisição da doença. Estas partículas grandes geralmente não permanecem suspensas no ar durante muito tempo e percorrem apenas distâncias curtas. Por conseguinte, a transmissão por via aérea não é frequentemente considerada para a propagação da doença. No entanto, dados limitados mostram que as gotículas respiratórias de pequenas partículas, que se tornam aerossóis e podem permanecer suspensas no ar durante muito tempo, também contêm o vírus da gripe e podem potencialmente causar a propagação da doença. Num estudo recente, a transmissão por aerossol foi responsável por cerca de metade de todos os eventos de transmissão. Isto sugere que as actividades destinadas a reduzir a transmissão por contacto ou por grandes gotículas podem não ser suficientes para controlar a transmissão do vírus da gripe A nos agregados familiares ou nas comunidades. Assim, as estratégias de prevenção que são utilizadas por rotina nos hospitais requerem uma nova reavaliação.

Além disso, o contacto com superfícies contaminadas que contêm gotículas respiratórias é outra fonte potencial de transmissão da doença. Em adultos sem outras doenças subjacentes, a libertação do vírus começa 24 a 48 horas antes da manifestação da doença e cessa após 6 ou 7 dias, de acordo com a maioria dos estudos, e após 10 dias, de acordo com algumas outras investigações.

### 4.5.2 Manifestações clínicas

A gripe começa normalmente com o aparecimento abrupto de sintomas após um período de incubação de 1 a 2 dias. Estes sintomas são principalmente sistémicos e consistem em sensação de febre, arrepios verdadeiros, dor de cabeça, mialgia grave, mal-estar e anorexia.

A maioria das cefaleias, mialgias e febre determinam a gravidade da doença, na medida em que são mais proeminentes. Normalmente, a gripe começa com o aparecimento abrupto de sintomas após um período de incubação de 1 a 2 dias. Estes sintomas são principalmente sistémicos e consistem em sensação de febre, arrepios verdadeiros, dor de cabeça, mialgia grave, mal-estar e anorexia. A maioria das cefaleias, mialgias e febre determinam a gravidade da doença, na medida em que são mais proeminentes. No início da doença, o rosto do doente é pletórico com olhos lacrimejantes e vermelhos. Pode seguir-se um período de convalescença de algumas semanas, durante o qual a tosse seca e o mal-estar são as queixas mais salientes do doente.

### 4.5.3 Diagnóstico

A maioria dos casos de gripe é diagnosticada pelas suas manifestações clínicas e não há necessidade de efetuar testes laboratoriais. Seja como for, em circunstâncias especiais, o diagnóstico da gripe necessita de confirmação laboratorial utilizando testes disponíveis, tais como testes de ácidos nucleicos (por exemplo, reação em cadeia da polimerase [PCR]) ou kits de diagnóstico rápido ou, raramente, isolamento do vírus por métodos de cultura [101].

### 4.5.4 Medicamentos

### A. Peramivir intravenoso

O peramivir (BCX-1812, RWJ-270201), criado através de uma conceção de medicamentos baseada na estrutura, é um inibidor da neuraminidase que está atualmente a ser desenvolvido. Ao contrário dos inibidores da neuraminidase existentes, o peramivir é um derivado do ciclopentano com um grupo carboxilato carregado negativamente, um grupo guanidino carregado positivamente e cadeias laterais lipofílicas[104]. Os agentes foram então testados para proteção de ratinhos contra a infeção letal pelos vírus H5N1 e H9N2. In vitro, o RWJ-270201 foi altamente eficaz contra todos os nove subtipos de NA. A inibição da NA pelo RWJ-270201 (concentração inibitória de 50%, 0,9 a 4,3 nM) foi superior à do zanamivir e do carboxilato de oseltamivir [110].

O peramivir (BCX-1812, RWJ-270201) é um análogo do ciclopentano e é um inibidor potente e seletivo da NA da gripe, tendo demonstrado atividade contra vários vírus da gripe A e B, incluindo os vírus H5N1 altamente patogénicos, in vitro e in vivo. O peramivir é um inibidor específico e potente da NA da gripe e demonstrou uma atividade in vitro comparável ou superior à do carboxilato de oseltamivir e do zanamivir[111] .

Quando comparado com o oseltamivir. Num estudo clínico de fase II, a administração intravenosa de peramivir (200 ou 400 mg) para tratar doentes hospitalizados no prazo de 72 horas após o início dos sintomas revelou-se clinicamente benéfica[112]. Em estudos clínicos de fase III, verificou-se que uma única administração intravenosa de peramivir 300 ou 600 mg reduziu o tempo necessário para o alívio dos sintomas e da febre [113]. Além disso, o tratamento com peramivir 600 mg resultou numa redução significativa dos títulos virais. Num segundo estudo de fase III, realizado pela Shionogi & Co., Ltd, o peramivir administrado por via intravenosa durante vários dias a 300 ou 600 mg/dia aliviou os sintomas (tempo médio de 68,6 horas) em todos os doentes tratados [114].

Para identificar as mutações que podem surgir em vírus A(H5N1) altamente patogénicos sob pressão selectiva de inibidores da neuraminidase, duas estirpes antigenicamente diferentes foram passadas em série com níveis crescentes de oseltamivir ou zanamivir. Sob a pressão do oseltamivir, ambos os vírus A(H5N1) desenvolveram uma mutação da neuraminidase H274Y, embora numa estirpe a mutação tenha ocorrido em combinação com uma mutação da neuraminidase I222M. Foram também detectadas mutações em resíduos de hemaglutinina implicados na ligação ao recetor em muitas das estirpes resistentes. Este estudo identificou as mutações que podem surgir no A(H5N1) sob pressão selectiva do oseltamivir ou do zanamivir e o potencial de mutações duplas da neuraminidase para resultar numa redução drástica da suscetibilidade ao medicamento. Foi observado um efeito semelhante na suscetibilidade ao oseltamivir quando as mutações duplas H274Y/I222M foram introduzidas, por genética inversa, num vírus humano sazonal recombinante A(H1N1) e também quando uma substituição I222 alternativa (I222V) foi gerada em combinação com H274Y nos vírus A(H5N1) e A(H1N1). Estes vírus permaneceram totalmente susceptíveis ao zanamivir, mas demonstraram uma suscetibilidade reduzida ao peramivir. Após a passagem dos vírus A(H5N1) na presença de zanamivir, as estirpes desenvolveram uma mutação da neuraminidase D198G, que reduziu a suscetibilidade tanto ao zanamivir como ao oseltamivir, e também uma mutação da neuraminidase E119G, que demonstrou uma suscetibilidade significativamente reduzida ao zanamivir (1 400 vezes em comparação com o tipo selvagem). [115]

## C. Zanamivir intravenoso

Uma maior promoção da utilização de inibidores da neuraminidase para o tratamento e a prevenção da gripe poderia ter um impacto significativo na limitação da sua propagação. Isto poderia resultar na poupança de milhões de dólares, não só em custos directos associados aos cuidados médicos e hospitalares, mas também em poupanças significativas em custos indirectos associados à perda de produtividade no trabalho, na escola e em casa. Para benefício de todas as comunidades, é necessário que haja uma maior sensibilização para os sintomas da gripe e para a eficácia dos inibidores da neuraminidase no tratamento da doença [116] . O zanamivir é um inibidor potente das neuraminidases dos vírus da gripe A e B e é ativo topicamente na gripe humana experimental e natural. Realizámos este estudo em dupla ocultação, controlado por placebo, para avaliar a segurança e a eficácia do zanamivir administrado por via intravenosa. Os voluntários susceptíveis foram aleatorizados para receberem solução salina ou zanamivir (600 mg) por via intravenosa duas vezes por dia durante 5 dias, começando 4 horas antes da inoculação intranasal com $\sim 10^5$ 50% de doses infecciosas de cultura de tecidos ($TCID_{50}$ ) do vírus influenza A/Texas/36/91 (H1N1). Reduções na frequência de eliminação viral (0% versus 100% em placebo, P <0,005) e soroconversão (14% versus 100% em placebo, P <0,005) e diminuições nas áreas de título viral sob a curva (0 versus 11,6 [mediana] $\log_{10}$ $TCID_{50}$ - dia / ml em placebo, P <0.005) foram observadas no grupo zanamivir, assim como reduções na febre (14% versus 88% no placebo, P < 0,05), doença do trato respiratório superior (0% versus 100% no placebo, P < 0,005), pontuação total de sintomas (1 versus 44 [mediana] no placebo, P < 0,005) e peso de descarga nasal (3,9 g versus 17,5 g [mediana] no placebo, P < 0,005). [117]

Foi iniciado zanamivir intravenoso 600 mg duas vezes por dia e o seu estado melhorou em 48 horas. A resistência ao oseltamivir não foi confirmada, mas foi assumida devido ao facto de o tratamento com oseltamivir não ter conseguido aliviar os sintomas. Estes dois casos são promissores para a utilização de zanamivir intravenoso. Está planeado um ensaio clínico de fase II para avaliar a segurança e a tolerabilidade do zanamivir intravenoso 600 mg duas vezes por dia durante 5 dias em doentes hospitalizados com infeção por gripe confirmada laboratorialmente[118].

**D. Inibidores da neuraminidase de ação prolongada**

Num ensaio clínico com voluntários saudáveis do sexo masculino, o laninamivir, quando administrado por inalação, foi bem tolerado nas doses de 1, 2, 5 ou 10 mg, com uma longa retenção do metabolito ativo. Num ensaio de fase III com indivíduos adultos, o laninamivir inalado administrado uma vez por dia foi tão eficaz como uma dose de 75 mg de oseltamivir administrada duas vezes por dia durante 5 dias consecutivos. Estão atualmente em curso no Japão ensaios clínicos de fase III para avaliar a segurança do laninamivir e medir a transmissão da gripe em participantes que recebem laninamivir ou um placebo[119].

Para uma eficácia óptima, os inibidores da neuraminidase descritos até agora devem ser administrados duas vezes por dia. Por este motivo, a quantidade de medicamento necessária para a constituição de reservas para a pandemia é enorme; assim, é desejável o desenvolvimento de medicamentos de elevada potência que exijam uma administração menos frequente. Para tal, a Biota Holdings da Austrália e a Sankyo Pharmaceuticals do Japão estão a trabalhar em conjunto para desenvolver um composto multimérico de zanamivir, o laninamivir (CS-8958 ou R-118958), que mantém uma inibição da neuraminidase de ação mais prolongada para permitir a administração uma vez por semana. Este composto multimérico revelou-se mais potente do que o zanamivir e proporcionou a desejada inibição da neuraminidase de ação prolongada quando testado num modelo murino infetado com gripe[120].

**E. Inibidores da polimerase**

A atividade antiviral do nucleósido sintético, Virazole (1-β-D-ribofuranosil-1,2,4-triazole-3-carboxamida), contra o vírus do sarampo em culturas de células Vero foi substancialmente invertida pela xantosina, guanosina e, em menor grau, pela inosina. Verificou-se subsequentemente que o virazol 5′-fosfato era um potente inibidor competitivo da inosina 5′-fosfato desidrogenase (IMP:NAD$^+$ oxidoredutase, EC 1.2.1.14) isolada de Escherichia coli ($K_m$ = 1,8 × $10^{-5}$ M) com um $K_i$ de 2,7 × $10^{-7}$ M. A guanosina

5′-fosfato (GMP) foi um inibidor competitivo desta enzima com um $K_i$ de $7,7 \times 10^{-5}$ M. O 5′-fosfato de virazol foi igualmente ativo contra a IMP desidrogenase isolada de células do tumor da ascite de Ehrlich, com um $K_i$ de $2,5 \times 10^{-7}$ M. O $K_m$ para esta enzima foi de $1,8 \times 10^{-5}$ M, e o $K_i$ para o GMP foi de $2,2 \times 10^{-4}$ M.[121]

A atividade antivírica do T-705 não foi influenciada por um aumento da multiplicidade de infeção (MOI) de 0,0001 para 1, mas a do GS 4071 foi influenciada num ensaio de redução da produção. Não se observou qualquer aumento no rendimento viral no sobrenadante de cultura ou nas células após a remoção do T-705 (10 µg/ml), mas, em contraste, verificou-se uma recorrência da infeção produtiva no sobrenadante de cultura e nas células após a remoção do GS 4071. Em ratinhos infectados com uma dose de desafio elevada do vírus da gripe A/PR/8/34, o T-705 administrado por via oral (200 e 400 mg/kg/dia) impediu completamente a morte dos ratinhos e as taxas de sobrevivência dos ratinhos foram significativamente mais elevadas do que as dos ratinhos tratados com oseltamivir (P<0,01). Quando o tratamento foi adiado em 1, 13 e 25 h após a infeção, a administração oral de 200 mg/kg de T-705 impediu significativamente a morte dos ratinhos (P<0,01) e as taxas de sobrevivência dos ratinhos tratados com T-705 foram comparáveis às dos ratinhos tratados com oseltamivir. Estes resultados sugerem que o T-705 tem potencial para ser um inibidor potente das infecções pelo vírus da gripe humana[122].

Embora o favipiravir tenha reduzido a replicação do vírus da gripe menos do que o oseltamivir quando medido in vitro, foi mais protetor do que o oseltamivir in vivo. Os ratinhos a quem foi administrado favipiravir 200 mg/kg/dia, por via oral, 1 ou 13 horas após a injeção de uma dose letal do vírus H1N1, apresentaram um aumento da sobrevivência e uma redução dos títulos virais nos pulmões infectados, em comparação com os animais de controlo [123].[123] Tal como a ribavirina, o favipiravir é um inibidor da polimerase do ARN da gripe; contudo, ao contrário da ribavirina, o favipiravir não interfere com a síntese do ADN ou do ARN do hospedeiro e é apenas fracamente inibidor da inosina monofosfato desidrogenase do hospedeiro, tornando assim o favipiravir menos citotóxico[124],125].

## F. Agentes antivirais experimentais para a gripe

### A. Cianovirina-N

A nova proteína antiviral cianovirina-N (CV-N) foi inicialmente descoberta com base na sua potente atividade contra o vírus da imunodeficiência humana (VIH). Estudos subsequentes identificaram as glicoproteínas gp120 e gp41 do envelope do VIH como alvos moleculares da CV-N. Mais recentemente, estudos mecanísticos demonstraram que determinados oligossacáridos com elevado teor de manose (oligomanose-8 e oligomanose-9) presentes nas glicoproteínas do envelope do VIH constituem os locais específicos a que o CV-N se liga. Estas interacções selectivas, dependentes dos hidratos de carbono, podem explicar, pelo menos em parte, o espetro invulgar e inesperado da atividade antivírica do CV-N aqui descrito. Analisámos a CV-N contra uma vasta gama de vírus respiratórios e entéricos, bem como flavivírus e herpesvírus [126]. Durante a adaptação do vírus a ratinhos na ausência de tratamento com CVN, o vírus tornou-se resistente ao CVN (vírus CVN-MR), tal como o vírus passado em cultura celular na presença de CVN (vírus CVN-R). O vírus CVN-R possuía uma única alteração de aminoácido na posição 94a (Asn94aAsp) do HA1 que eliminava este local de glicosilação [127]. O vírus da gripe H1N1 causou uma pandemia em 1918 (1918 H1N1) [1], e o seu vírus descendente com antigenicidade altamente alterada da proteína de superfície viral, a hemaglutinina (HA), tem causado a "gripe sazonal" nos seres humanos [128].

### B. Sialidase conjugada (DAS181)

Para proporcionar uma modalidade de tratamento alternativo da gripe urgentemente necessária, gerámos uma proteína de fusão recombinante composta por um domínio catalítico da sialidase derivado do Actinomyces viscosus fundido com uma sequência de ancoragem da superfície celular. A proteína de fusão sialidase destina-se a ser aplicada topicamente como inalante para remover os receptores virais da gripe, os ácidos siálicos, do epitélio das vias respiratórias. Demonstrámos que uma construção de fusão de sialidase, DAS181, cliva eficazmente os receptores de ácido siálico utilizados pelos vírus da gripe humana e aviária. O tratamento tem um efeito duradouro e não é tóxico para as células. O DAS181 demonstrou uma potente eficácia antiviral e protetora das células contra um painel de estirpes laboratoriais e isolados clínicos de IFV A e IFV B, com inibição da replicação do vírus a 50% de concentrações eficazes na gama de 0,04 a 0,9 nM. Estudos em ratos e furões confirmaram a eficácia significativa in vivo da fusão de sialidase nos modos profilático e de tratamento [129]. A atividade do DAS181 contra vários isolados do vírus da gripe pandémica A (H1N1) foi examinada em células MDCK, em culturas diferenciadas do trato respiratório humano primário, em tecido dos brônquios humanos ex-vivo e em ratos. O DAS181 inibiu eficazmente a replicação viral em cada um destes modelos e contra todas as estirpes da gripe pandémica A(H1N1) testadas. O tratamento com DAS181 também protegeu os ratinhos da patogénese induzida pela gripe pandémica A (H1N1). Além disso, a atividade antiviral do DAS181 contra as estirpes da gripe pandémica A(H1N1) foi comparável à observada contra o vírus da gripe sazonal, incluindo o vírus da gripe resistente ao oseltamivir H274Y [130].

A farmacodinâmica do DAS181, uma proteína de fusão da sialidase que inibe a infeção por influenza, nos sistemas modelo de cultura bem definida do epitélio das vias respiratórias humanas (HAE) e cultura ex vivo de tecido brônquico humano fresco, ambos mimetizando de perto o trato respiratório humano in vivo [131].

## C. Tiazolidas

A nitazoxanida, a primeira tiazolida, foi originalmente desenvolvida para o tratamento do Cryptosporidium parvum. A atividade antiviral da nitazoxanida foi descoberta por acaso em doentes com SIDA que foram tratados para diarreia por criptosporidium e que tinham co-infeção por HBV ou HCV. Em estudos preliminares abertos de doentes com hepatite B crónica, a nitazoxanida suprimiu o ADN sérico do VHB e levou à perda ou seroconversão do antigénio e da hepatite B na maioria dos doentes, bem como do antigénio de superfície da hepatite B em aproximadamente um quarto dos doentes. Em estudos de Fase II de doentes com hepatite C crónica de genótipo 4, a nitazoxanida combinada com peginterferão alfa-2a, com ou sem ribavirina, aumentou a taxa de resposta virológica sustentada para 79-80 versus 50% com peginterferão mais ribavirina como tratamento padrão. Estão em curso estudos aleatorizados e controlados em doentes com hepatite C crónica de genótipo 1 e em doentes com hepatite B crónica, e estão a ser desenvolvidas novas tiazolidas de segunda geração [132].

A nitazoxanida e o seu metabolito primário, a tizoxanida, inibem a replicação do vírus da hepatite C (VHC) em sistemas de replicação do VHC. Para estudar o potencial de resistência, submetemos as células Huh7 que albergam réplicas do VHC a uma passagem em série em 250 $\mu$M G418 e a concentrações crescentes de nitazoxanida ou tizoxanida. A passagem das linhas celulares contendo réplicas em qualquer um dos compostos resultou em aumentos das concentrações efectivas de 50% (CE$_{50}$ s) (7- a 13 vezes), CE$_{90}$ s (14- a 36 vezes) e concentrações citotóxicas de 50% (2- a 4 vezes) de ambos os compostos[133]. Os siRNAs apresentam um potencial antivírico promissor para proporcionar uma terapia potente para o controlo da gripe, visando genes virais ou do hospedeiro.

## D . Quimioterapia combinada

Eltamivir, avaliámos em seguida a atividade e a sinergia do regime TCAD contra os vírus resistentes ao oseltamivir para avaliar o espetro de atividade do regime TCAD e para determinar se o oseltamivir contribuía para a atividade do regime TCAD contra os vírus resistentes ao oseltamivir. Foram utilizados dois vírus H1N1 resistentes ao oseltamivir, ambos portadores da substituição H274Y na NA, que demonstrou conferir resistência ao oseltamivir. É importante notar que o carboxilato de oseltamivir contribuiu para a sinergia do regime TCAD a partir de 0,1 $\mu$g/mL contra o MS H274Y (P<0,05) e a 0,32 $\mu$g/mL contra o HI H274Y (P<0,01). Nestas concentrações, que são alcançáveis clinicamente, o carboxilato de oseltamivir não é ativo como agente único contra estas estirpes resistentes. Os gráficos de sinergia para o regime TCAD contra MS H274Y e HI H274Y são fornecidos em e revelam uma sinergia crescente com concentrações crescentes de carboxilato de oseltamivir. Na concentração mais elevada de carboxilato de oseltamivir testada (3,2 $\mu$g/mL), a sinergia ocorreu em concentrações mais alargadas de ribavirina e amantadina. Em concentrações mais baixas de carboxilato de oseltamivir, a sinergia ocorreu em concentrações mais elevadas de amantadina (0,1 $\mu$g/mL ou superior) e em concentrações alargadas de ribavirina. Não foi detectado qualquer antagonismo significativo em nenhuma das concentrações dos três fármacos [134].

A combinação de amantadina com oseltamivir exigiu 15 vezes menos oseltamivir do que a monoterapia para conferir proteção completa contra a infeção letal pelo vírus da gripe em aerossol. De forma notável, a quimioprofilaxia combinada à base de amantadina foi mesmo eficaz contra o vírus da gripe A/PR/8/34 resistente à amantadina. Assim, a quimioterapia combinada pode ser mais eficaz do que a monoterapia contra os novos subtipos emergentes de gripe A [135].

### E. Imunomoduladores

No século XXI, a ciência deveria ser capaz de fornecer algo melhor. Os cientistas da gripe estudam as características moleculares dos vírus da gripe e os seus efeitos de sinalização em culturas celulares e modelos animais de infeção. Embora estes estudos tenham sido extremamente informativos, não conseguiram explicar os efeitos sistémicos da gripe no hospedeiro, o aumento da mortalidade dos adultos mais jovens na pandemia de gripe de 1918 e as taxas de mortalidade muito mais baixas nas crianças que foram mais frequentemente infectadas pelo vírus de 1918. As experiências realizadas por cientistas não ligados à gripe definiram vias de sinalização celular comuns para a lesão pulmonar aguda causada por diferentes agentes, incluindo o vírus da gripe H5N1 inactivado [136]. Vários outros agentes com actividades anti-inflamatórias e imunomoduladoras ou mesmo antivirais devem ser considerados para o tratamento e a profilaxia da gripe H5N1 e da gripe pandémica. Por exemplo, em cultura de células, a cloroquina, um medicamento clássico contra a malária, prejudica a acidificação lisossómica, impedindo a libertação no citoplasma do ácido nucleico viral dos vírus da gripe H3N2 e H1N1, mas não do H5N1. Os muitos efeitos das catequinas (presentes no chá verde) e da curcumina (curcuma no caril) na inflamação e na resposta do hospedeiro sugerem que também podem ser benéficos contra a gripe[137].

### F. Inibidores da ciclo-oxigenase

A inibição da ciclo-oxigenase não alterou os efeitos hipotensores e aumentou a potência vasodilatadora coronária da prostaciclina em relação à prostaglandina $E_2$ . Assim, a sensibilidade do leito vascular coronário à prostaciclina é aumentada quando a biossíntese endógena de substâncias semelhantes à prostaglandina é inibida. Embora a importância dos metabolitos do ácido araquidónico na circulação coronária ainda necessite de validação in vivo, é evidente que a prostaciclina, e não a prostaglandina $E_2$ , é a prostaglandina mais provavelmente envolvida. Os efeitos vasodilatadores coronários da prostaciclina foram claros quando esta foi injectada na artéria circunflexa esquerda através de um cateter fino distal à sonda de fluxo. A prostaciclina (0,05 a 0,5 µg) aumentou o fluxo coronário fásico e o fluxo coronário médio até 3 vezes e reduziu a resistência vascular coronária sem afetar a pressão aórtica ou a frequência cardíaca, embora doses mais elevadas tenham tido efeitos sistémicos.

A cinética de ligação determina a afinidade de um fármaco para o seu alvo e pode ter impacto na eficiência de acoplamento do fármaco ao afetar o estado de equilíbrio. O resultado final pode ser uma maior eficácia (exemplificada pelos antagonistas dos receptores 1 da angiotensina II), uma maior duração da resposta (antagonistas dos receptores muscarínicos), uma diferenciação das indicações terapêuticas (AINE e antagonistas dos canais iónicos) e/ou uma maior tolerabilidade (antipsicóticos atípicos, antagonistas dos receptores N-metil-D-aspartato [NMDA], AINE e moduladores selectivos dos receptores de estrogénio) [138].

A administração de zanamivir 4 horas após a infeção proporcionou uma proteção completa após a infeção pelo vírus H5N1 em ratos. No entanto, em situações clínicas reais, os doentes infectados com o vírus H5N1 não procuram frequentemente aconselhamento médico até 2-4 dias após o início dos sintomas. Em consonância com resultados anteriores, quando o tratamento com zanamivir foi adiado por 48 horas, a taxa de sobrevivência diminuiu de 100% para 13%. No entanto, quando o celecoxib e a mesalazina foram administrados 48 horas após a infeção, para além do zanamivir, a taxa de sobrevivência aumentou para 53%. Concomitantemente com o aumento da sobrevivência, registou-se uma diminuição da produção de citocinas pró-inflamatórias e, em última análise, uma diminuição dos danos pulmonares. Neste estudo, a melhoria da sobrevivência obtida com a terapêutica combinada foi atribuída à inibição da COX-2, mas é provável que existam outros factores que contribuíram para tal. Em particular, sabe-se que os efeitos anti-inflamatórios da mesalazina dependem da ativação do recetor ativado por proliferador de peroxissoma (PPAR)-γ,[139] o que leva ao próximo alvo terapêutico potencial para amortecer a inflamação excessiva induzida pela gripe, o eixo PPAR.

## G. Agonistas dos receptores activados por proliferadores de peroxissoma

O PPARγ é um membro da superfamília de receptores de hormonas nucleares e actua no núcleo como um fator de transcrição. Sabe-se que o PPAR-γ melhora o metabolismo dos lípidos e da glicose, bem como a diferenciação celular. Além disso, foi demonstrado que o PPAR-γ inibe a expressão de citocinas inflamatórias e produz uma resposta anti-inflamatória em vários modelos de doença. O PPAR-γ é ativado por ligandos naturais, como a 15-desoxi-D12; 14-prostaglandina J2 (15d-PGJ2) ou ligandos sintéticos, incluindo tiazolidinedionas (TZD) ou glitazonas, e GW1929 . As tiazolidinedionas (rosiglitazona ou pioglitazona) têm sido utilizadas clinicamente no tratamento da diabetes mellitus tipo II. Estas glitazonas podem ser utilizadas como monoterapia ou em combinação com insulina, metformina ou sulfonilureias. Além disso, estudos demonstraram que a rosiglitazona aumenta a resposta imunitária anti-inflamatória durante a inflamação pulmonar aguda. Recentemente, demonstrámos que a metformina está associada a uma diminuição da mortalidade relacionada com a doença respiratória crónica inferior (DRC) [140]

Os receptores activados por proliferadores de peroxissoma (PPAR) são receptores nucleares que actuam como factores de transcrição activados por ligandos, modulando assim várias vias metabólicas. A família PPAR é composta por três isoformas: PPARα, PPARβ/δ, e PPARγ, que são diferencialmente expressos entre os tecidos [141]

## 4.6 CITOMEGALOVÍRUS

O citomegalovírus (CMV) pertence a uma grande família de herpesvírus que infectam habitualmente seres humanos de todas as idades. Embora as infecções com este vírus sejam normalmente assintomáticas em crianças e adultos saudáveis, a doença por CMV é produzida pela ação do vírus lítico intacto e pelas reacções patológicas que o acompanham, incluindo a inflamação[142].
A maioria das pessoas com CMV agudo sofre uma infeção inadequada. A infeção primária por CMV causa até 7% dos casos de síndrome de mononucleose e manifesta sintomas quase indistinguíveis dos da mononucleose induzida pelo vírus Epstein-Barr. As complicações da infeção aguda por CMV em pessoas imunocompetentes são raras,

exceto em recém-nascidos. O vírus é geralmente transmitido através de contacto pessoal próximo; o risco de transmissão pode ser reduzido seguindo técnicas simples de higiene e de lavagem das mãos. Pode ocorrer doença grave após a reativação do vírus latente em pessoas imunodeprimidas[143].

### 4.6.1 Transmissão

**Transmissão durante a gravidez**

O CMV pode ser transmitido ao feto por uma mãe com uma infeção primária ou recorrente por CMV. Quando um bebé contrai CMV antes do nascimento, é conhecido como uma infeção congénita por CMV. Aproximadamente 90% de todos os bebés que são infectados com CMV antes do parto nascem sem sintomas do vírus; no entanto, os restantes dez por cento (10%)       terão vários graus de  anomalias.

**Transmissão durante o parto** - O CMV pode ser transmitido aos recém-nascidos através do contacto com secreções genitais maternas durante o parto ou através do leite materno. No entanto, as infecções que ocorrem por estas vias normalmente resultam em pouca ou nenhuma       doença clínica no       recém-nascido, exceto se o recém-nascido    seja muito  prematuro.

**Transmissão durante o aleitamento materno** - Não existem recomendações contra o aleitamento materno por mães que estejam a transmitir o CMV. Os potenciais benefícios do leite humano versus o risco de transmissão do CMV devem ser considerados quando se toma uma decisão sobre a amamentação de recém-nascidos de muito baixo peso (peso à nascença <1500 g) por mães que se sabe terem uma infeção ativa por CMV. Os recém-nascidos pré-termo, <1000 g de peso à nascença e <30 semanas de idade gestacional, podem correr um risco elevado de infeção sintomática adquirida (após o nascimento, no período neonatal) pelo CMV e podem apresentar uma síndrome semelhante à sépsis. O congelamento e a pasteurização do leite materno podem diminuir o risco de transmissão do CMV; no entanto, o congelamento não elimina totalmente o risco [144,145].

### 4.6.2 Manifestações clínicas

**Os sintomas do CMV variam consoante:** Se a pessoa infetada tem um sistema imunitário saudável ou comprometido, se a infeção está presente à nascença (congénita) ou se ocorre mais tarde. Sintomas de CMV com um sistema imunitário saudável A maioria das pessoas que têm um sistema imunitário saudável não apresenta sintomas de CMV. As pessoas com sintomas visíveis têm frequentemente mononucleose por CMV, que pode causar: Cansaço extremo (fadiga),Dores musculares,Suores,Dor de cabeça,Dor de garganta,Gânglios linfáticos inchados,Erupção cutânea.

Sintomas do CMV com um sistema imunitário comprometido Se tiver um sistema imunitário enfraquecido (imunocomprometido), pode contrair uma nova infeção por CMV ou ter uma infeção anterior que se reactiva quando o seu corpo já não é capaz de a combater facilmente. Os sintomas dependem da parte do corpo que o vírus infecta e podem incluir Febre, Fadiga, Pneumonite por CMV (falta de ar, tosse, dores musculares, fraqueza), Retinite por CMV (visão turva ou perda de visão), Gastrite ou colite por CMV (dor de estômago, sangue no cocó, náuseas, vómitos, diarreia), Encefalite por CMV (convulsões, dores de cabeça, confusão), Sintomas de CMV Congénito O CMV congénito (presente à nascença) é quando o vírus passa de uma pessoa grávida para o feto. Alguns bebés não apresentam quaisquer sintomas à nascença, mas desenvolvem certos sintomas mais tarde. Os sintomas presentes à nascença incluem:Baixo peso à nascença ou pouco ganho de peso,Anemia,Pele e olhos amarelados (iterícia),Manchas vermelhas de sangue sob a pele que parecem uma erupção cutânea (púrpura ou petéquias),Fígado aumentado (hepatomegalia),Baço aumentado (esplenomegalia),Cabeça pequena (microcefalia),Convulsões,Perda de audição,Atrasos ou diferenças no desenvolvimento das capacidades motoras.

### 4.6.3 Diagnóstico

Os profissionais de saúde utilizam análises ao sangue, à urina ou à saliva para diagnosticar o CMV. Como normalmente causa sintomas ligeiros, a maioria das pessoas não precisa de ser testada. O seu prestador de cuidados de saúde pode fazer-lhe um teste ao CMV se tiver um sistema imunitário enfraquecido. O prestador de cuidados de saúde do seu filho pode fazer-lhe um teste nas primeiras semanas de vida se ele tiver sintomas de CMV congénito.

Para diagnosticar o CMV, o seu médico pode pedir alguns ou todos estes testes:

**Análises ao sangue** - Normalmente, o médico utiliza análises ao sangue para diagnosticar o CMV em adultos. O médico utiliza uma agulha para recolher sangue da sua veia. O sangue é enviado para um laboratório para procurar sinais de infeção.

**Análises à urina** - Um prestador de cuidados de saúde pode utilizar uma análise à urina (xixi) para diagnosticar o CMV num recém-nascido. O prestador de cuidados de saúde do seu bebé irá recolher uma amostra ou dar-lhe instruções sobre como recolher uma amostra. A amostra será enviada para um laboratório para procurar sinais de CMV.

**Testes à saliva** - Um prestador de cuidados de saúde pode utilizar um teste à saliva (escarro) para diagnosticar o CMV num recém-nascido. O prestador de cuidados de saúde do seu bebé utilizará um bastão com uma ponta macia (zaragatoa) para recolher suavemente uma pequena quantidade de saliva do interior da boca do bebé. A amostra será enviada para um laboratório para procurar sinais de CMV [146].

### 4.6.4 Medicamentos

### A. Terapêuticas antivirais para o CMV

A classe de compostos análogos de nucleósidos tem constituído historicamente a fonte mais rica de agentes antivíricos, com origem em programas de investigação básica sobre o cancro nas vias metabólicas da purina e da pirimidina. Estes análogos de nucleósidos têm sido muito bem sucedidos devido ao potencial de diversidade química dentro da classe e à diferenciação das polimerases de ADN virais alvo ou transcriptases reversas das enzimas do hospedeiro [147].

A prevenção da doença por CMV com medicamentos antivíricos pode ser possível. Cinco semanas de aciclovir intravenoso (500 mg/m$^2$ três vezes por dia) reduziram significativamente o risco de infeção e doença por CMV em receptores de transplante de medula óssea alogénico seropositivos. O benefício profilático do aciclovir foi recentemente confirmado e alargado por um ensaio controlado por placebo em receptores de aloenxertos renais na Universidade do Minnesota. Um curso de 12 semanas de altas doses de aciclovir oral (3.200 mg/d) foi seguro e reduziu significativamente a incidência de infeção e doença por CMV [148].

A utilização potencial destes medicamentos está a ser explorada para o tratamento da infeção congénita por CMV, outra doença associada ao CMV com morbilidade significativa. A disponibilidade de terapia antiviral proporcionou grandes avanços no tratamento e prevenção da infeção por CMV e resultou em resultados dramaticamente melhores para hospedeiros imunocomprometidos. Ao mesmo tempo, a utilidade clínica da maioria destes agentes é limitada pela fraca biodisponibilidade oral, pelas toxicidades associadas e pelo potencial de desenvolvimento de resistência com a utilização prolongada. São necessários novos agentes terapêuticos para resolver estas limitações. Neste artigo, serão descritos os agentes anti-CMV atualmente disponíveis [149].

A infeção pelo citomegalovírus humano (HCMV) continua a ser uma causa significativa de morbilidade e, por vezes, de mortalidade em receptores de transplantes. Todos os agentes anti-HCMV atualmente disponíveis para tratamento sistémico, como o ganciclovir (GCV), o seu pró-fármaco oral valganciclovir (ValGCV), o foscarnet (FOS) e o cidofovir (CDV), visam finalmente a polimerase do ADN viral (pUL54). No entanto, todos estes compostos são prejudicados por toxicidades relacionadas com a dose, pelo aparecimento de resistência e, no pior dos casos, por resistência cruzada devido a um modo de ação semelhante. Os factores relevantes para o aparecimento de variantes do vírus resistentes aos medicamentos envolvem, por exemplo, o estatuto serológico do dador/recetor de HCMV, a falta de células T, a imunossupressão grave, níveis elevados de replicação viral, a dosagem inadequada de compostos antivíricos e a terapia antivírica prolongada [150].

De acordo com os diferentes contextos clínicos, foram desenvolvidos diferentes protocolos de tratamento: (1) sintomático ou diferido para doentes com doença manifesta relacionada com o VHC; (2) preventivo para doentes com infeção ativa pelo VHC em risco de desenvolver doença pelo VHC; ou (3) profilático para doentes em risco de doença pelo VHC na ausência de infeção ativa pelo VHC. Estes protocolos de tratamento foram aplicados a doentes com síndrome da imunodeficiência adquirida (SIDA), receptores de transplantes de órgãos sólidos (SOTR) e receptores de transplantes de células estaminais hematopoiéticas (HSCTR) [151].

**A.** Ganciclovir

Demonstrou eficácia in vivo em modelos animais, incluindo infeção disseminada e pulmonar por citomegalovírus murino e encefalite por citomegalovírus murino. Propriedades farmacocinéticas - A administração intravenosa de doses de 1 a 5 mg/kg de ganciclovir produz concentrações plasmáticas máximas linearmente crescentes; não foi observada qualquer evidência de acumulação em doentes com função renal normal. A administração intravítrea de ganciclovir produz concentrações elevadas no fluido vítreo com uma absorção sistémica mínima, se é que existe alguma. A biodisponibilidade do ganciclovir administrado por via oral foi de aproximadamente 6% após a administração de doses de 10 mg/kg ou 1000 mg. As concentrações de ganciclovir no fluido cerebrospinal foram inferiores às registadas no soro após administração intravenosa. O volume de distribuição do ganciclovir no estado estacionário é de aproximadamente 32 a 44,5 L/1,73 m$^2$ . Quase 100% de uma dose de ganciclovir administrada por via intravenosa é excretada na urina de doentes com função renal normal. O medicamento tem uma semi-vida de eliminação de 2 a 4 horas após a administração intravenosa de doses de 1 a 5 mg/kg. A depuração diminui linearmente com a diminuição da depuração da creatinina em doentes com disfunção renal. O ganciclovir é eficazmente eliminado por hemodiálise. Utilização terapêutica - A infeção sintomática por citomegalovírus ocorre predominantemente em doentes imunocomprometidos; assim, a maioria dos estudos que avaliam a eficácia do ganciclovir contra a infeção por citomegalovírus foram realizados neste grupo de doentes. Muitos ensaios não comparativos sugerem que o ganciclovir intravenoso é um tratamento eficaz para a retinite por citomegalovírus relacionada com a síndrome da imunodeficiência adquirida (SIDA). Foi observada uma progressão rápida da retinite quando a terapêutica com ganciclovir é adiada em doentes cuja retinite não constitui uma ameaça imediata para a visão. A terapêutica combinada com ganciclovir e foscarnet ou (em menor grau) imunoglobulina contra o citomegalovírus parece ser eficaz, especialmente em doentes refractários à monoterapia com ganciclovir. Foram efectuadas poucas comparações directas entre o ganciclovir e o foscarnet. Embora os dois fármacos pareçam ser semelhantes em termos de eficácia contra a retinite por citomegalovírus, o grupo de investigação Studies of Ocular Complications of AIDS (SOCA) e o ensaio do grupo de ensaios clínicos sobre a SIDA (ACTG) revelaram uma vantagem em termos de sobrevivência nos receptores de foscarnet versus ganciclovir nesta indicação. A injeção intravítrea de ganciclovir demonstrou ser tão eficaz como a administração intravenosa no tratamento da retinite por citomegalovírus relacionada com a SIDA e revelou-se útil em doentes incapazes de tolerar a administração sistémica. Os estudos preliminares de formulações intra-oculares de libertação sustentada concebidas para melhorar a aceitabilidade dos doentes apresentaram resultados favoráveis, tal como os ensaios que avaliaram a utilização da terapêutica de manutenção com ganciclovir oral em doentes com retinite por citomegalovírus. Dados limitados sugerem que o ganciclovir pode ser um tratamento eficaz para a infeção gastrointestinal por citomegalovírus relacionada com a SIDA e, em menor grau, para a pneumonia por citomegalovírus relacionada com a SIDA.

Uma série de estudos demonstrou que o ganciclovir é um tratamento útil para a infeção estabelecida por citomegalovírus em receptores adultos de transplantes de órgãos. Os resultados de um pequeno número de estudos em receptores de transplantes pediátricos são também favoráveis. O medicamento foi estudado como profilaxia, tratamento precoce da infeção assintomática e tratamento da infeção sintomática estabelecida. Embora sejam necessários mais estudos para confirmar os resultados iniciais, parece que os receptores de transplante de medula óssea beneficiam mais da profilaxia ou do tratamento precoce; os resultados dos estudos que avaliaram o tratamento da infeção estabelecida por citomegalovírus neste grupo de doentes são menos favoráveis. No entanto, o tratamento da infeção estabelecida é eficaz em receptores de transplantes de órgãos sólidos. Os resultados de um único estudo piloto sugerem que uma terapêutica de manutenção de 3 meses com ganciclovir após 2 semanas de terapêutica de indução melhora o resultado em bebés com infeção congénita por citomegalovírus em comparação com uma terapêutica de 2 semanas apenas. Tolerabilidade - A neutropenia e a trombocitopenia são os acontecimentos adversos mais frequentes nos doentes que recebem ganciclovir, ocorrendo, respetivamente, em 38 e 20% dos doentes que receberam ganciclovir durante o programa de uso compassivo. Os acontecimentos adversos hematológicos durante a terapêutica com ganciclovir são geralmente reversíveis com a retirada do medicamento. Estudos preliminares sugerem que a administração concomitante de fator estimulador de colónias de granulócitos (G-CSF) ou de fator estimulador de colónias de granulócitos e macrófagos (GM-CSF) pode prevenir a neutropenia associada ao ganciclovir, aguardando-se com interesse resultados confirmatórios. Os acontecimentos adversos menos comuns registados durante a terapêutica com ganciclovir incluem sintomas do sistema nervoso central, valores anormais da função hepática, febre e erupção cutânea.

**Interacções medicamentosas -** Os perfis de toxicidade do ganciclovir e da zidovudina sobrepõem-se e, por vezes, é necessário reduzir a dose de zidovudina em doentes que recebem os dois medicamentos concomitantemente. Não é recomendada a administração simultânea de ganciclovir com outros medicamentos que inibem a replicação em populações de células que se dividem rapidamente.

**Posologia e administração -** O regime posológico recomendado para o ganciclovir como tratamento de doentes com retinite por citomegalovírus e função renal normal é de 5 mg/kg (sob a forma de perfusão intravenosa constante durante 1 hora) de 12 em 12 horas durante 14 a 21 dias. Se necessário, podem ser administradas doses de manutenção de 5 mg/kg/dia (sob a forma de perfusão intravenosa constante durante 1 hora) 7 dias/semana, ou 6 mg/kg/dia (administrada de forma semelhante) 5 dias/semana, após o regime de indução inicial. As mesmas dosagens com um regime de indução mais curto (7 a 14 dias) são recomendadas para a prevenção da doença por citomegalovírus em receptores de transplantes. O medicamento deve ser administrado por perfusão durante um período de 1 hora. Não é recomendada a administração subcutânea ou intramuscular. Recomenda-se a redução da dose de acordo com a depuração da creatinina em doentes com insuficiência renal. O ganciclovir intravítreo é geralmente administrado numa dose de 200 a 400µg uma ou duas vezes por semana durante a terapêutica de indução, sendo depois administradas doses de manutenção semanais. É necessária extrema precaução antes de o ganciclovir ser utilizado em crianças, uma vez que a segurança do medicamento nesta população não foi estabelecida [152].

## 4.7 HMPV E PIV 3

O metapneumovírus humano (hMPV) é um vírus recentemente descoberto que causa infecções respiratórias. O hMPV é um membro da família Paramyxoviridae, que também inclui o RSV, o vírus do sarampo e o vírus da papeira. O metapneumovírus humano (hMPV) e os vírus da parainfluenza (PIV) são as causas mais importantes de doenças do trato respiratório inferior em bebés e crianças[153]. Não existem vacinas licenciadas ou tratamentos antivirais eficazes para nenhum destes vírus. O peso contínuo da doença associada aos paramixovírus humanos e zoonóticos defende o desenvolvimento de terapias antivirais com atividade de largo espetro contra todos os paramixovírus.

## 4.7.1 Transmissão

O HMPV é mais provavelmente transmitido de uma pessoa infetada para outras através das secreções da tosse e dos espirros, do contacto pessoal próximo, como tocar ou apertar as mãos, tocar em objectos ou superfícies que contenham o vírus e depois tocar na boca, no nariz ou nos olhos.

## 4.7.2 Manifestações clínicas

Os sintomas normalmente associados ao HMPV incluem tosse, febre, congestão nasal e falta de ar. Os sintomas clínicos da infeção pelo HMPV podem evoluir para bronquite ou pneumonia e são semelhantes aos de outros vírus que causam infecções respiratórias superiores e inferiores. O período de incubação estimado é de 3 a 6 dias e a duração média da doença pode variar consoante a gravidade, mas é semelhante à de outras infecções respiratórias causadas por vírus.

## 4.7.3 Diagnóstico

A infeção com o HMPV pode ser confirmada geralmente por deteção direta do genoma viral através de ensaios de reação em cadeia da polimerase e por deteção direta de antigénios virais nas secreções respiratórias através de imunofluorescência ou de um ensaio imunoenzimático [154]

## 4.7.4 Medicamentos

### A. Inibidores M2

O cloridrato de amantadina, um medicamento contra o vírus da gripe, atenuou significativamente a corrente de entrada induzida pela hiperpolarização das membranas dos oócitos. As mutações no domínio de expansão da membrana MP que conferem resistência viral à amantadina produziram correntes que eram resistentes ao fármaco. A análise das correntes destas proteínas M2 alteradas sugere que o poro do canal é formado pelo domínio transmembranar da proteína Mz. Verificou-se que o canal MI de tipo selvagem é regulado pelo pH. Propõe-se que a atividade do canal iónico Mz de tipo selvagem tenha um papel fundamental na biologia da infeção pelo vírus da gripe.

## B. Inibidores da neuraminidase

Há muitos anos que se reconhece a necessidade médica de antivirais parenterais no tratamento da gripe grave. A administração intravenosa de NAIs como o zanamivir e o peramivir pode garantir uma administração rápida e fiável de níveis plasmáticos elevados do fármaco. De facto, as concentrações plasmáticas máximas após a administração intravenosa de zanamivir ou peramivir são aproximadamente 50 vezes superiores às observadas com uma dose dupla (150 mg) de oseltamivir, embora a AUC plasmática e as concentrações mínimas sejam mais próximas. Ainda não se sabe se estas diferenças farmacológicas se traduzirão numa maior atividade antivírica, no aparecimento menos frequente de resistência e na melhoria dos resultados clínicos. Embora os NAI disponíveis tenham atividade inibitória contra os vírus da gripe A e B, os seus espectros antivirais e padrões de resistência cruzada variam consoante o agente, uma vez que se ligam de forma diferente no local ativo da enzima. Em geral, o zanamivir e o laninamivir têm perfis de suscetibilidade semelhantes. Por exemplo, a mutação H275Y confere uma resistência de alto nível ao carboxilato de oseltamivir e uma suscetibilidade reduzida ao peramivir em vírus que contêm N1, mas não diminui substancialmente a suscetibilidade ao zanamivir e ao laninamivir. Embora o peramivir tenha sido notificado como inibidor de uma estirpe laboratorial de gripe A (H1N1) com H275Y, esta mutação específica surgiu durante a passagem in vitro com peramivir e também durante a sua utilização terapêutica num doente imunocomprometido.

## C. Laninamivir

O octanoato de laninamivir (CS-8958) é um pró-fármaco que é convertido nas vias respiratórias em laninamivir (R-125489), o inibidor ativo da neuraminidase, e é retido em concentrações que excedem a $CI_{50}$ (concentração inibitória a 50%) para a maioria das neuraminidases da gripe durante pelo menos 240 horas (10 dias) após uma única inalação de 40 mg. Apenas 15% do medicamento é absorvido por via sistémica após a inalação. O ajuste da dose não é indicado em caso de insuficiência renal ou hepática. O octanoato de laninamivir (CS-8958) está atualmente aprovado apenas no Japão para o tratamento e prevenção da infeção por influenza A e B e está disponível como inalador de pó seco de

20 mg. Recomenda-se uma inalação única de 20 mg por dia durante 2 dias para profilaxia, enquanto que uma inalação única de 40 mg para indivíduos com idade igual ou superior a 10 anos e de 20 mg para crianças com menos de 10 anos é recomendada para tratamento. O laninamivir foi associado a um tempo mais rápido para o alívio da doença da gripe causada por infecções pelo vírus H1N1 sazonal com a substituição H275Y em crianças, em comparação com um regime padrão de 5 dias de oseltamivir, enquanto os estudos em adultos mostraram não inferioridade em relação ao oseltamivir nesses doentes[155].

**Tabela: Agentes utilizados para prevenir e tratar a gripe**

Dados de Fiore AE, Fry A, Shay D, et al. Antiviral agents for the treatment and chemoprophylaxis of influenza - recommendations of the Advisory Committee on Immunization Practices (ACIP). MMWR Recomm Rep 2011;60:1-24.

| Classe | Medicamentos | | Tratamento | Estado do ajuste da dose | Dosagem sugerida |
|---|---|---|---|---|---|
| Inibidor M2 | Amantadina | | 100 mg q 12 h | Idade 1-9 anos | 5 mg/kg até um máximo de 150 mg em 2 doses divididas |
| | | | | CrCl 30-50 mL/min | 100 mg q 24 h |
| | | | | CrCl 15-30 mL/min | 100 mg q 24 h |
| | | | | CrCl 10-15 mL/min | 100 mg por semana |
| | | | | CrCl 10 mL/min | 100 mg por semana |
| | | | | Idade ≥ 65 anos | 100 mg q 24 h |
| | Rimantadina | | 100 mg q 12 h | Idade 1-9 anos | 5 mg/kg até um máximo de 150 mg em 2 doses divididas |
| | | | | CrCl <10 mL/min | 100 mg q 24 h |
| | | | | Disfunção hepática grave | 100 mg q 24 h |

| | | | | Idade ≥ 65 anos | 100 mg q 24 h |
| Inibidor da neuraminidase | Laninamivir | | 40 mg × 1 | Idade <10 anos | 20 mg × 1 |
| | Oseltamivir | | 75 mg q 12 h | CrCl <30 mL/min[d] | Tratamento: 75 mg q 24 h |
| | | | | | Profilaxia: 75 mg em dias alternados |
| | | | | ≤15 kg[e] | 30 mg q 12 h (5 mL )[c] |
| | | | | 15-23 kg[e] | 45 mg q 12 h (7,5 mL )[c] |
| | | | | 23-40 kg[e] | 60 mg q 12 h (10 mL )[c] |
| | | | | >40 kg[e] | 75 mg q 12 h (12,5 mL )[c] |
| | | | | Qualquer peso, de 2 semanas a <1 ano | 3mg/kg q 12 h (0,5 mL/kg )[c] |
| | Peramivir | | 300 mg uma vez | Para doentes com infeção grave | 600 mg QD em regime de dose única ou multidose |
| | | | | Crianças 6-17 anos | 10 mg/kg QD durante 5 d (máximo de 600 mg QD) |
| | | | | Crianças de 181 d a 5 anos | 12 mg/kg QD |
| | | | | CrCl 31-49 mL/min[e] | Adulto: 150 mg QD<br>Idade 6-17 anos: 2,5 mg/kg QD[e]<br>Idade 180 d a 5 anos: 3 mg/kg QD |
| | | | | CrCl 10-30 mL/min[e] | Adulto: 100 mg QD<br>Idade 6-17 anos: 1,6 mg/kg QD[e]<br>Idade 180 d a 5 y: 1,9 mg/kg QD |
| | | | | CrCl <10 mL/min | Adulto: 100 mg no dia 1 e depois 15 mg QD<br>Idade 6-17 anos: 1,6 |

| | | | |
|---|---|---|---|
| | | | mg/kg no dia 1 e depois 0,25 mg/kg QD Idade 180 d a 5 anos: 1,9 mg/kg no dia 1 e depois 0,3 mg/kg |
| | | HD intermitente (Dose apenas nos dias de HD) | ≥18 y: 100 mg no dia 1 e depois 100 mg 2 h após a HD Idade 6-17 anos: 1,6 mg/kg no dia 1 e depois 1,6 mg/kg 2 h após a HD Idade 181 d a 6 y: 1,9 mg/kg no dia 1 e depois 1,9 mg/kg 2 h após a HD |
| Zanamivir inalado[f] | 2 puffs | Não é necessário ajuste de dose | - |

Recomendações baseadas nas fornecidas pelo Comité Consultivo para as Práticas de Imunização.[4]

**Abreviaturas: CrCl, depuração da creatinina; HD, hemodiálise; NA, não disponível; q, cada; QD, cada dia A duração do tratamento é geralmente de 5 dias. A duração da profilaxia depende do contexto clínico, O oseltamivir está indicado para profilaxia em crianças com 1 ano de idade ou mais e para tratamento em crianças com mais ou igual a 2 semanas de idade, Volume da suspensão, Não existem recomendações de dosagem para tratamento ou profilaxia em doentes submetidos a diálise renal. e. Dose inicial de carga de 600 mg ou equivalente ajustado à idade; dose máxima de 600 mg por dia. O Zanamivir está indicado para profilaxia em crianças com idade igual ou superior a 5 anos e para tratamento em crianças com idade igual ou superior a 7 anos.**

## Resumo -

O ARN mensageiro tornou-se o foco da investigação em medicina molecular, uma vez que é uma molécula não tóxica que permite a expressão transitória de caproteínas em praticamente todos os tipos de células, incluindo as células dendríticas. Os princípios subjacentes às vacinas de ácidos nucleicos estão enraizados no dogma central de Watson e Crick - que o ADN é transcrito em ARNm, que por sua vez é traduzido em proteínas. O ARNm é produzido sinteticamente e formulado em vacinas. Na síntese de vacinas de ARNm, as transcrições de ARNm são purificadas por cromatografia líquida de alta eficiência (HPLC) para remover contaminantes e reagentes. Os ARNm são traduzidos em antigénios correspondentes depois de serem inoculados nas células hospedeiras, imitando a imunidade humoral e a imunidade celular semelhantes a uma infeção por vírus. As vacinas de ARNm optimizadas devem cumprir o requisito de que a imunidade inata seja totalmente activada para iniciar a imunidade adaptativa. A primeira vacina candidata lançada em ensaios clínicos é uma vacina de ARNm administrada através de nanopartículas lipídicas. Na administração baseada em polímeros, o resíduo de lisina e o resíduo de arginina conferem cargas positivas ao aminoácido, permitindo que o ARNm eletronegativo se adsorva firmemente ao péptido catiónico. A quantidade de ARNm carregado está positivamente correlacionada com os rácios N/P (negativo/positivo). As partículas de replicão semelhantes a vírus (VRPs) podem encapsular ARNm codificadores de antigénios para entrega no citosol, o que é semelhante a uma forma de infeção por vírus. A nanoemulsão catiónica (CNE) é um sistema de entrega não viral, que potencia as vacinas de ARNm ligando-se aos ARNs. O ARNm nu tem uma série de vantagens. Em primeiro lugar, o mRNA não seria integrado no genoma. Em seguida, os ribossomas localizados no citosol combinam-se diretamente com o ARNm, em vez de o ADN ser transferido do núcleo para o citosol. Em terceiro lugar, quando os ARNm chegam ao citosol, o processo de tradução inicia-se imediatamente. Esta vantagem determina a rápida resposta imunitária após a administração do ARNm. A vacina de ARNm é amplamente utilizada em doenças infecciosas. Neste artigo, discutimos a forma como os medicamentos podem afetar uma doença infecciosa com ou sem a vacina de ARNm.

**Abreviatura-**

ADN plasmídico (pDNA)

transcrito in vitro (TIV)

cromatografia líquida de alta eficiência (HPLC)

regiões não traduzidas (UTR)

quadro de leitura aberta (ORF)

ARN auto-amplificante (saRNA)

padrões moleculares associados aos agentes patogénicos (PAMPs)

receptores de reconhecimento de padrões (PRRs)

Recetor do tipo Toll (TLR)

nanoemulsão catiónica (CNE)

apolipoproteína E (ApoE)

recetor de lipoproteínas de baixa densidade (LDLR)

constante de dissociação dos ácidos (pKa)

STING (estimulador de genes de interferão)

Peptídeos catiónicos de penetração celular (CPPs)

Partículas de replicão semelhantes a vírus (VRPs)

nanopartículas inorgânicas lipídicas (LIONs)

fator estimulador de colónias de granulócitos (G-CSF

Nanoemulsão catiónica (CNE)

Coronavírus da Síndrome Respiratória do Médio Oriente (MERS-CoV)

inosina monofosfato desidrogenase (IMPDH)

mecânica molecular/área de superfície generalizada de Born (MM/GBSA)

unidades de cuidados intensivos (UCI)

# **REFERÊNCIAS**

1. Zhang, G., Tang, T., Chen, Y., Huang, X., & Liang, T. (2023). vacinas de mRNA na prevenção e tratamento de doenças. *Transdução de sinal e terapia direcionada, 8* (1), 365.

2. Van Lint, S., Thielemans, K. e Breckpot, K., Messenger RNA: delivering an anti-tumour message?

3. Weissman, D. (2015). terapia de transcrição de mRNA. *Revisão especializada de vacinas, 14*(2), 265-281.

4. Xu, S., Yang, K., Li, R., & Zhang, L. (2020). vacina mRNA era-mecanismos, plataforma de drogas e prospeção clínica. *Revista internacional de ciências moleculares, 21*(18), 6582.

5. N Kuhn, A., Beissert, T., Simon, P., Vallazza, B., Buck, J., P Davies, B., ... & Sahin, U. (2012). mRNA as a versatile tool for exogenous protein expression. *Current gene therapy, 12*(5), 347-361.

6. Q in, S., Tang, X., Chen, Y., Chen, K., Fan, N., Xiao, W., ... & Song, X. (2022). mRNA-based therapeutics: powerful and versatile tools to combat diseases. *Transdução de sinais e terapia direccionada, 7*(1), 166.

7. Sebastian, M., von Boehmer, L., Zippelius, A., Mayer, F., Reck, M., Atanackovic, D., ... & Knuth, A. (2012). Vacinação de RNA mensageiro e respostas de células B em pacientes com NSCLC.

8. Pardi, N., Hogan, M. J., & Weissman, D. (2020). Avanços recentes na tecnologia de vacinas de mRNA. *Opinião atual em imunologia, 65*, 14-20.

9. Reichmuth, A. M., Oberli, M. A., Jaklenec, A., Langer, R., & Blankschtein, D. (2016). entrega de vacina de mRNA usando nanopartículas lipídicas. *Entrega terapêutica, 7*(5), 319-334.

10. Andries, O. (2015). *Modificação de mRNA e estratégias de entrega para o estabelecimento de uma plataforma para uma terapia genética segura e eficaz* (Dissertação de doutoramento, Universidade de Ghent).

11. Meng, Z., O'Keeffe-Ahern, J., Lyu, J., Pierucci, L., Zhou, D., & Wang, W. (2017). Uma nova classe em desenvolvimento de entrega de genes: terapêutica baseada em RNA mensageiro. *Ciência dos biomateriais, 5*(12), 2381-2392.

12. Miao, L., Li, L., Huang, Y., Delcassian, D., Chahal, J., Han, J., ... & Anderson, D. G. (2019). A entrega de vacinas de mRNA com lipídios heterocíclicos aumenta a eficácia antitumoral pela ativação de células imunes mediada por STING. *Biotecnologia da natureza, 37*(10), 1174-1185.

13. Fotin-Mleczek, M., Duchardt, K. M., Lorenz, C., Pfeiffer, R., Ojkic-Zrna, S., Probst, J., & Kallen, K. J. (2011). Vacinas baseadas em RNA mensageiro com atividade dupla induzem respostas imunes adaptativas dependentes de TLR-7 equilibradas e fornecem atividade antitumoral. *Jornal de imunoterapia, 34*(1), 1-15.

14. Pardi, N., Hogan, M. J., Porter, F. W., & Weissman, D. (2018). vacinas de mRNA - uma nova era na vacinologia. *Revisões da natureza Descoberta de drogas, 17* (4), 261-279.

15. Li, J., Sun, Y., Jia, T., Zhang, R., Zhang, K., & Wang, L. (2014). Vacina de RNA mensageiro baseada em partículas semelhantes ao vírus MS2 recombinante contra o câncer de próstata. *Revista internacional do cancro, 134*(7), 1683-1694.

16. Cu, Y., Broderick, K. E., Banerjee, K., Hickman, J., Otten, G., Barnett, S., ... & Geall, A. (2013). Entrega aprimorada e potência de vacinas de mRNA autoamplificantes por eletroporação in situ. *Vacinas, 1*(3), 367-383.

17. Oberli, M. A., Reichmuth, A. M., Dorkin, J. R., Mitchell, M. J., Fenton, O. S., Jaklenec, A., ... & Blankschtein, D. (2017). Entrega de mRNA assistida por nanopartículas lipídicas para imunoterapia potente contra o câncer. *Nano cartas, 17*(3), 1326-1335.

18. Versteeg, L., Almutairi, M. M., Hotez, P. J., & Pollet, J. (2019). Alistando a plataforma de vacina de mRNA para combater infecções parasitárias. *Vacinas, 7*(4), 122.

19. Em gratidão pelas vacinas de ARNm | NEJMhttps://www.nejm.org/doi/full/10.1056/NEJMcibr2111445

20. Karikó, K., Whitehead, K., & van der Meel, R. (2021). O que o sucesso das vacinas de mRNA nos diz sobre o futuro da terapêutica biológica? *Cell Systems, 12*(8), 757.

21. Chaudhary, N., Weissman, D., & Whitehead, K. A. (2021). vacinas de mRNA para doenças infecciosas: princípios, entrega e tradução clínica. *Revisões da natureza Descoberta de drogas, 20*(11), 817-838.

22. Wang, Y., Zhang, Z., Luo, J., Han, X., Wei, Y., & Wei, X. (2021). vacina de mRNA: uma estratégia terapêutica potencial. *Cancro Molecular, 20*(1), 33.

23. Shin, M. D., Shukla, S., Chung, Y. H., Beiss, V., Chan, S. K., Ortega-Rivera, O. A., ... & Steinmetz, N. F. (2020). Desenvolvimento da vacina COVID-19 e um potencial caminho para o avanço dos nanomateriais. *Natureza nanotecnologia, 15*(8), 646-655.

24. Lou, G., Anderluzzi, G., Schmidt, S. T., Woods, S., Gallorini, S., Brazzoli, M., ... & Perrie, Y. (2020). Entrega de vacinas de mRNA autoamplificantes por nanopartículas de lipídios catiônicos: O impacto da seleção de lipídios catiônicos. *Jornal de Libertação Controlada, 325*, 370-379.

25. Felgner, P. L., & Ringold, G. M. (1989). Transfecção mediada por lipossomas catiónicos.

26. Chen, J., Chen, J., & Xu, Q. (2022). Desenvolvimentos atuais e desafios das vacinas de mRNA. *Revisão Anual de Engenharia Biomédica, 24*, 85-109.

27. Njue, A., Nuabor, W., Lyall, M., Margulis, A., Mauskopf, J., Curcio, D., ... & Begier, E. (2023, novembro). Revisão sistemática da literatura sobre fatores de risco para resultados ruins entre adultos com infeção pelo vírus sincicial respiratório em países de alta renda. Em *Open Forum Infectious Diseases* (Vol. 10, No. 11, p. ofad513). EUA: Oxford University Press.

28. Fasina, F. O. (2020). Atualização do novo coronavírus (2019-nCoV): O que sabemos e o que é desconhecido. *Jornal de Medicina Tropical da Ásia-Pacífico, 13*(3), 97-98.

29. Haque, M. A., Tanbir, M., Ahamed, B., Hossain, M. J., Roy, A., Shahriar, M., ... & Islam, M. R. (2023). Avaliação comparativa do desempenho de medidas de proteção pessoal e agentes antivirais contra variantes de SARS-CoV-2: A Narrative Review. *Patologia Clínica, 16*, 2632010X231161222.

30. Organização Mundial de Saúde. (2021). Recomendações provisórias para a utilização da vacina Moderna mRNA-1273 contra a COVID-19

31. Das, R., Hyer, R. N., Burton, P., Miller, J. M., & Kuter, B. J. (2023). Estratégias emergentes de reforço baseadas em mRNA heterólogo no cenário da vacina COVID-19. *Vacinas e imunoterapêuticas humanas, 19*(1), 2153532.

32. Yassini, P., Hutchens, M., Paila, Y. D., Schoch, L., Aunins, A., Siangphoe, U., & Paris, R. (2023). Análise provisória de um ensaio clínico randomizado de fase 1 sobre a segurança e imunogenicidade da vacina mRNA-1283 SARS-CoV-2 em adultos. *Human Vaccines & Immunotherapeutics, 19*(1), 2190690.

33. Y ang, L., Gong, L., Wang, P., Zhao, X., Zhao, F., Zhang, Z., ... & Huang, W. (2022). Avanços recentes em nanopartículas lipídicas para entrega de mRNA. *Pharmaceutics, 14*(12), 2682.

34. Baden, L. R., El Sahly, H. M., Essink, B., Kotloff, K., Frey, S., Novak, R., ... & Zaks, T. (2021). Eficácia e segurança da vacina mRNA-1273 SARS-CoV-2. *Jornal de medicina da Nova Inglaterra, 384* (5), 403-416.

35. Lotfi, M., Hamblin, M. R., & Rezaei, N. (2020). COVID-19: Transmissão, prevenção e potenciais oportunidades terapêuticas. *Clinica chimica ata; revista internacional de química clínica, 508*, 254-266. https://doi.org/10.1016/j.cca.2020.05.044.

36. avaliação de medidas de intervenção na redução da exposição do condutor a partículas respiratórias num táxi com passageiros infectados2023, Science of the Total Environment

37. Allam, M., Cai, S., Ganesh, S., Venkatesan, M., Doodhwala, S., Song, Z., ... & Coskun, A. F. (2020). Diagnóstico, ferramentas e prevenção do COVID-19. *Diagnósticos, 10*(6), 409.

38. Tarighi, P., Eftekhari, S., Chizari, M., Sabernavaei, M., Jafari, D., & Mirzabeigi, P. (2021). Uma revisão dos potenciais medicamentos sugeridos para o tratamento da doença coronavírus (COVID-19). *Jornal Europeu de Farmacologia, 895*, 173890.

39. Ramírez-Olivencia, G., Estébanez, M., Membrillo, F. J., & del Carmen Ybarra, M. (2019). Uso de ribavirina em outros vírus que não a hepatite C. Uma revisão das evidências. *Enfermedades infecciosasy microbiologia clinica (English ed.), 37*(9), 602-608.

40. Leong, H. N., Ang, B., Earnest, A., Teoh, C., Xu, W., & Leo, Y. S. (2004). Investigational use of ribavirin in the treatment of severe acute respiratory syndrome, Singapura, 2003. *Tropical Medicine & International Health, 9*(8), 923-927.

41. Koren, G., King, S., Knowles, S., & Phillips, E. (2003). Ribavirina no tratamento da SRA: Um novo truque para um velho medicamento? *Cmaj, 168*(10), 1289-1292.

42. Azam, F. (2021). Elucidação das interacções da teicoplanina com alvos de medicamentos relacionados com a COVID-19. *Antibiotics*, *10*(7), 856.

43. Vimberg, V. (2021). Teicoplanina - Um novo uso para um medicamento antigo na era COVID-19? *Pharmaceuticals*, *14*(12), 1227.

44. Ceccarelli, G., Alessandri, F., d'Ettorre, G., Borrazzo, C., Spagnolello, O., Oliva, A., ... & Venditti, M. (2020). A teicoplanina é uma opção de tratamento complementar para COVID-19? A questão permanece. *Revista internacional de agentes antimicrobianos*, *56*(2), 106029.

45. Gautret, P., Lagier, J. C., Parola, P., Meddeb, L., Sevestre, J., Mailhe, M., ... & Raoult, D. (2020). Efeito clínico e microbiológico de uma combinação de hidroxicloroquina e azitromicina em 80 pacientes COVID-19 com pelo menos um acompanhamento de seis dias: Um estudo observacional piloto. *Medicina de viagem e doenças infecciosas*, *34*, 101663.

46. Meo, S. A., Klonoff, D. C., & Akram, J. (2020). Eficácia da cloroquina e hidroxicloroquina no tratamento de COVID-19. *Revista Europeia de Ciências Médicas e Farmacológicas*, *24*(8)

47. Ferner, R. E., & Aronson, J. K. (2020). Cloroquina e hidroxicloroquina em covid-19. *Bmj*, *369*.

48. Khani, E., Shahrabi, M., Rezaei, H., Pourkarim, F., Afsharirad, H., & Solduzian, M. (2022). Evidências atuais sobre o uso de anakinra em COVID-19. *Imunofarmacologia Internacional*, 109075

49. King, A., Vail, A., O'Leary, C., Hannan, C., Brough, D., Patel, H., ... & Allan, S. (2020). Anakinra em COVID-19: considerações importantes para ensaios clínicos. *The Lancet Rheumatology*, *2*(7), e379-e381.

50. Pang, J., Xu, F., Aondio, G., Li, Y., Fumagalli, A., Lu, M., ... & Cao, Y. (2020). Eficácia e tolerabilidade do bevacizumabe em pacientes com Covid-19 grave (pré-impressão).

51. Della-Torre, E., Campochiaro, C., Cavalli, G., De Luca, G., Napolitano, A., La Marca, S., ... & Dagna, L. (2020). Bloqueio de interleucina-6 com sarilumabe em pneumonia COVID-19 grave com hiperinflamação sistêmica: um estudo de coorte aberto. *Anais das doenças reumáticas*, *79*(10), 1277-1285.

52. Franks, M. E., Macpherson, G. R., & Figg, W. D. (2004). Thalidomide. *The Lancet*, *363*(9423), 1802-1811.

53. Chen, C., Qi, F., Shi, K., Li, Y., Li, J., Chen, Y., ... & Xia, J. (2020). Talidomida combinada com glicocorticóide em baixa dose no tratamento da pneumonia COVID-19.

54. Sainz Jr, B., Mossel, E. C., Peters, C. J., & Garry, R. F. (2004). O interferão-beta e o interferão-gama inibem sinergicamente a replicação do coronavírus associado ao síndrome respiratório agudo grave (SARS-CoV). *Virologia*, *329*(1), 11-17.

55. Tarighi, P., Eftekhari, S., Chizari, M., Sabernavaei, M., Jafari, D., & Mirzabeigi, P. (2021). Uma revisão dos potenciais medicamentos sugeridos para o tratamento da doença coronavírus (COVID-19). Revista Europeia de Farmacologia, 895, 173890. https://doi.org/10.1016/j.ejphar.2021.173890

56. Mantlo, E., Bukreyeva, N., Maruyama, J., Paessler, S., & Huang, C. (2020). Atividades antivirais de interferons tipo I para infeção por SARS-CoV-2. *Pesquisa antiviral, 179*, 104811.

57. Monk, P. D., Marsden, R. J., Tear, V. J., Brookes, J., Batten, T. N., Mankowski, M., ... & Rodrigues, P. M. (2021). Segurança e eficácia do interferon beta-1a inalado por nebulização (SNG001) para o tratamento da infeção por SARS-CoV-2: um ensaio de fase 2 randomizado, duplo-cego, controlado por placebo. *The Lancet Respiratory Medicine, 9*(2), 196-206.

58. Hung, I. F. N., Lung, K. C., Tso, E. Y. K., Liu, R., Chung, T. W. H., Chu, M. Y., ... & Yuen, K. Y. (2020). Combinação tripla de interferon beta-1b, lopinavir-ritonavir e ribavirina no tratamento de pacientes internados no hospital com COVID-19: um ensaio aberto, randomizado, de fase 2. *The Lancet, 395*(10238), 1695-1704.

59. Zeinalian, M., Salari-Jazi, A., Jannesari, A., & Khanahmad, H. (2020). Um potencial papel protetor do losartan contra danos pulmonares induzidos por coronavírus. *Infection Control & Hospital Epidemiology, 41*(6), 752-753.

60. Ranjbar, H., Aghaei, I., Moosazadeh, M., & Shabani, M. (2018). O bloqueador do recetor de angiotensina II tipo 1 losartan atenua os déficits de aprendizagem locomotora, semelhante à ansiedade e de evitação passiva em um modelo de estresse subcrônico. *Revista iraniana de ciências médicas básicas, 21*(8), 856.

61. Farkas, H. (2016). Icatibant como tratamento agudo para angioedema hereditário em adultos. *Revisão de Especialistas em Farmacologia Clínica, 9*(6), 779-788.

62. Lee, N., Chan, K. A., Hui, D. S., Ng, E. K., Wu, A., Chiu, R. W., ... & Lo, Y. D. (2004). Effects of early corticosteroid treatment on plasma SARS-associated Coronavirus RNA concentrations in adult patients. *Journal of clinical virology, 31*(4), 304-309.

63. Sheahan, T. P., & Baric, R. S. (2010). Patogénese do coronavírus SARS e desenho do tratamento terapêutico. *Molecular Biology of the SARS-Coronavirus*, 195-230.

64. Li, Q., Li, W., Jin, Y., Xu, W., Huang, C., Li, L., ... & Chen, L. (2020). Avaliação da eficácia de corticosteroides precoces, de baixa dose e de curto prazo em adultos hospitalizados com pneumonia COVID-19 não grave: um estudo de coorte retrospetivo. *Doenças infecciosas e terapia, 9*, 823-836.

65. Zha, L., Li, S., Pan, L., Tefsen, B., Li, Y., French, N., ... & Villanueva, E. V. (2020). Tratamento com corticosteroides de pacientes com doença coronavírus 2019 (COVID-19). *Jornal Médico da Austrália, 212*(9), 416-420.

66. Grupo de Colaboração RECOVERY. (2020). Efeito da hidroxicloroquina em pacientes hospitalizados com Covid-19. *Jornal de Medicina da Nova Inglaterra, 383*(21), 2030-2040.

67. Mahmoud, D. B., Shitu, Z., & Mostafa, A. (2020). Reaproveitamento de drogas da nitazoxanida: pode ser uma terapia eficaz para COVID-19? *Jornal de Engenharia Genética e Biotecnologia, 18*, 1-10.

68. Rocco, P. R., Silva, P. L., Cruz, F. F., Melo-Junior, M. A. C., Tierno, P. F., Moura, M. A., ... & e Silva, J. R. L. (2021). Uso precoce de nitazoxanida na doença leve de Covid-19: ensaio randomizado e controlado por placebo. *European Respiratory Journal*, *58*(1).

69. Bleasel, M. D., & Peterson, G. M. (2020). Emetina, ipecacuanha, alcalóides de ipecacuanha e análogos como potenciais agentes antivirais para coronavírus. *Pharmaceuticals*, *13*(3), 51.

70. Choy, K. T., Wong, A. Y. L., Kaewpreedee, P., Sia, S. F., Chen, D., Hui, K. P. Y., ... & Yen, H. L. (2020). Remdesivir, lopinavir, emetina e homoharringtonina inibem a replicação do SARS-CoV-2 in vitro. *Antiviral research*, *178*, 104786.

71. Janowitz, T., Gablenz, E., Pattinson, D., Wang, T. C., Conigliaro, J., Tracey, K., & Tuveson, D. (2020). Uso de famotidina e rastreamento quantitativo de sintomas para COVID-19 em pacientes não hospitalizados: uma série de casos. *Gut*, *69*(9), 1592-1597.

72. Sethia, R., Prasad, M., Mahapatra, S. J., Nischal, N., Soneja, M., Garg, P., & Shalimar. (2020). Eficácia da famotidina para COVID-19: uma revisão sistemática e meta-análise. *MedRxiv*, 2020-09.

73. Buijsers, B., Yanginlar, C., Maciej-Hulme, M. L., de Mast, Q., & van der Vlag, J. (2020). Mecanismos benéficos não anticoagulantes subjacentes ao tratamento com heparina de pacientes com COVID-19. *EBioMedicine*, *59*.

74. Giannis, D., Ziogas, I. A., & Gianni, P. (2020). Distúrbios de coagulação em pacientes infectados com coronavírus: COVID-19, SARS-CoV-1, MERS-CoV e lições do passado. *Jornal de Virologia Clínica*, *127*, 104362.

75. Abedi, M., Haftcheshmeh, S. M., Bashar, R., Kesharwani, P., Samadi, M., & Sahebkar, A. (2023). Vacina contra a raiva: atualização recente e revisão exaustiva dos estudos in vitro e in vivo. *Process Biochemistry*, *124*, 201-220.

76. Aldrich, C., Leroux-Roels, I., Huang, K. B., Bica, M. A., Loeliger, E., Schoenborn-Kellenberger, O., ... & Oostvogels, L. (2021). Prova de conceito de uma vacina contra a raiva baseada em mRNA não modificado de baixa dose formulada com nanopartículas lipídicas em voluntários humanos: Um ensaio de fase 1. *Vaccine*, *39*(8), 1310-1318.

77. https://doi.org/10.1111/irv.13100

78. Wunner, W. H., Dietzschold, B., Curtis, P. J., & Wiktor, T. J. (1983). Rabies subunit vaccines. *Journal of General Virology*, *64*(8), 1649-1656.

79. Warrell, M. J., & Warrell, D. A. (2015). Raiva: as características clínicas, manejo e prevenção da zoonose clássica. *Medicina Clínica*, *15*(1), 78.

80. https://doi.org/10.1016/j.vaccine.2010.03.039

81. Warrell, D. A., & Warrell, M. J. (1988). Raiva humana e sua prevenção: uma visão geral. *Revisões de doenças infecciosas*, *10*(Suplemento_4), S726-S731.

82. Warrell, M. J. (2018). Desenvolvimentos na profilaxia da raiva humana. *Rev Sci Tech*, *37*(2), 629-47.

83. Briggs, D. J. (2012). O papel da vacinação na prevenção da raiva. *Opinião atual em virologia*, *2*(3), 309-314.

84. Hicks, D. J., Fooks, A. R., & Johnson, N. (2012). Desenvolvimentos nas vacinas contra a raiva. *Clinical & Experimental Immunology*, *169*(3), 199-204.

85. Jackson, A. C. (2013). Abordagens actuais e futuras para a terapia da raiva humana. *Investigação antiviral*, *99*(1), 61-67.

86. Jackson, A. C., Warrell, M. J., Rupprecht, C. E., Ertl, H. C., Dietzschold, B., O'reilly, M., ... & Wilde, H. (2003). Management of rabies in humans. *Clinical Infectious Diseases*, *36*(1), 60-63 [102] Johnson, N., Cunningham, A. F., & Fooks, A. R. (2010). The immune response to rabies virus infection and vaccination (A resposta imunitária à infeção pelo vírus da raiva e à vacinação). *Vaccine*, *28*(23), 3896-3901.

87. Musso D, Gubler DJ2016.Zika Virus. Clin Microbiol Rev 29:.https://doi.org/10.1128/cmr.00072-15

88. Zika, V. (2015). Vírus Zika: uma revisão para clínicos. *Ata Med Port*, *28*(6), 760-765...

89. Plourde, A. R., & Bloch, E. M. (2016). Uma revisão da literatura sobre o vírus Zika. *Doenças infecciosas emergentes*, *22*(7), 1185.

90. Wikan, N., & Smith, D. R. (2016). Vírus Zika: história de um arbovírus emergente. *The Lancet Infectious Diseases*, *16*(7), e119-e126.

91. Musso, D., Roche, C., Robin, E., Nhan, T., Teissier, A., & Cao-Lormeau, V. M. (2015). Potencial transmissão sexual do vírus Zika. *Doenças infecciosas emergentes*, *21*(2), 359

92.

93. Baud, D., Gubler, D. J., Schaub, B., Lanteri, M. C., & Musso, D. (2017). Uma atualização sobre a infeção pelo vírus Zika. *The Lancet*, *390*(10107), 2099-2109.

94. Sacramento, C. Q., de Melo, G. R., de Freitas, C. S., Rocha, N., Hoelz, L. V. B., Miranda, M., ... & Souza, T. M. L. (2017). O medicamento antiviral clinicamente aprovado sofosbuvir inibe a replicação do vírus Zika. *Scientific reports*, *7*(1), 40920.

95. Aldrich, C., Leroux-Roels, I., Huang, K. B., Bica, M. A., Loeliger, E., Schoenborn-Kellenberger, O., ... & Oostvogels, L. (2021). Prova de conceito de uma vacina contra a raiva baseada em mRNA não modificado de baixa dose formulada com nanopartículas lipídicas em voluntários humanos: Um ensaio de fase 1. *Vaccine*, *39*(8), 1310-1318.

96. Malik, S., Ahmad, T., Muhammad, K., & Waheed, Y. (2023). Infeção pelo vírus sincicial respiratório: Treatments and Clinical Management (Tratamentos e gestão clínica). *Vaccines*, *11*(2), 491

97. Musso, D., Roche, C., Robin, E., Nhan, T., Teissier, A., & Cao-Lormeau, V. M. (2015). Potencial transmissão sexual do vírus Zika. *Doenças infecciosas emergentes*, *21*(2), 359

98. Njue, A., Nuabor, W., Lyall, M., Margulis, A., Mauskopf, J., Curcio, D., ... & Begier, E. (2023, novembro). Revisão sistemática da literatura sobre fatores de risco para resultados ruins entre adultos com infeção pelo vírus sincicial respiratório em países de alta renda. Em

*Open Forum Infectious Diseases* (Vol. 10, No. 11, p. ofad513). EUA: Oxford University Press.

99. Piedimonte, G., & Perez, M. K. (2014). Infeção pelo vírus sincicial respiratório e bronquiolite. Pediatrics in review, 35(12), 519-530. https://doi.org/10.1542/pir.35-12-519

100. Heylen, E., Neyts, J., & Jochmans, D. (2017). Candidatos a medicamentos e sistemas modelo na descoberta de medicamentos antivirais do vírus sincicial respiratório. *Farmacologia bioquímica, 127*, 1-12

101. Moghadami, M. (2017). Uma revisão narrativa da gripe: uma doença sazonal e pandémica. *Revista iraniana de ciências médicas, 42*(1), 2.

102. Jorgensen, J. H., Pfaller, M. A., Carroll, K. C., Funke, G., Landry, M. L., Richter, S. S., & Warnock, D. W. (2015). Manual de microbiologia clínica.

103. Chen, J., Chen, J., & Xu, Q. (2022). Desenvolvimentos atuais e desafios das vacinas de mRNA. *Revisão Anual de Engenharia Biomédica, 24*, 85-109.

104. Boltz, D. A., Aldridge, J. R., Webster, R. G., & Govorkova, E. A. (2010). Medicamentos em desenvolvimento para a gripe. *Drugs, 70*, 1349-1362

105. Petrova, V. N., & Russell, C. A. (2018). A evolução dos vírus da gripe sazonal. *Nature Reviews Microbiology, 16*(1), 47-60.

106. Wang-Shick Ryu, em Molecular Virology of Human Pathogenic Viruses (Virologia Molecular de Vírus Patogénicos Humanos)

107. Fraaij, P. L., & Heikkinen, T. (2011). Gripe sazonal: o peso da doença nas crianças. *Vaccine, 29*(43), 7524-7528.

108. Chan, L., Alizadeh, K., Alizadeh, K., Fazel, F., Kakish, J. E., Karimi, N., ... & Bridle, B. W. (2021). Revisão das vacinas contra o vírus da gripe: a natureza qualitativa das respostas imunológicas à infeção e à vacinação é uma consideração crítica. *Vaccines, 9*(9), 979.

109. Chan, Lily, Kasra Alizadeh, Kimia Alizadeh, Fatemeh Fazel, Julia E. Kakish, Negar Karimi, Jason P. Knapp, Yeganeh Mehrani, Jessica A. Minott, Solmaz Morovati, e et al. 2021. "Revisão das vacinas contra o vírus da gripe: The Qualitative Nature of Immune Responses to Infection and Vaccination Is a Critical Consideration" *Vaccines* 9, no. 9: 979. https://doi.org/10.3390/vaccines9090979

110. Govorkova, E. A., Leneva, I. A., Goloubeva, O. G., Bush, K., & Webster, R. G. (2001). Comparação das eficácias de RWJ-270201, zanamivir e oseltamivir contra H5N1, H9N2 e outros vírus da gripe aviária. *Antimicrobial Agents and Chemotherapy, 45*(10), 2723-2732.

111. Bantia, S., Arnold, C. S., Parker, C. D., Upshaw, R., & Chand, P. (2006). Anti-influenza virus activity of peramivir in mice with single intramuscular injection. *Antiviral research, 69*(1), 39-45.

112. Son, M. G., McGeer, A. J., Hui, D. S., Clezy, K., O'Neil, B., Flynt, A., ... & Alexander, W. J. (2009, fevereiro). Segurança e eficácia do tratamento de vários dias com peramivir intravenoso ou oseltamivir oral em adultos hospitalizados com gripe aguda. No *XI Simpósio Internacional sobre Infecções Virais Respiratórias* (pp. 19-22).

113. Kohno, S., Yen, M. Y., Cheong, H. J., Hirotsu, N., Ishida, T., Kadota, J., ... & Grupo de Estudos Clínicos S-021812. (2009, setembro). Peramivir intravenoso único vs. oseltamivir oral para tratar a gripe aguda não complicada em ambulatório: um ensaio de fase III, aleatório e em dupla ocultação. In *Proceedings of the 49th Interscience Conference on Antimicrobial Agents and Chemotherapy* (pp. 12-15).

114. Boltz, D. A., Aldridge, J. R., Webster, R. G., & Govorkova, E. A. (2010). Medicamentos em desenvolvimento para a gripe. *Drugs, 70*, 1349-1362.

115. Hurt, A. C., Holien, J. K., & Barr, I. G. (2009). Geração in vitro de resistência ao inibidor da neuraminidase em vírus da gripe A (H5N1). *Antimicrobial agents and chemotherapy, 53*(10), 4433-4440.

116. McKimm-Breschkin, J. L. (2005). Gestão das infecções pelo vírus da gripe com inibidores da neuraminidase: deteção, incidência e implicações da resistência aos medicamentos. *Treatments in respiratory medicine, 4*, 107-116.

117. Calfee, D. P., Peng, A. W., Cass, L. M., Lobo, M., & Hayden, F. G. (1999). Safety and efficacy of intravenous zanamivir in preventing experimental human influenza A virus infection. *Antimicrobial agents and chemotherapy, 43*(7), 1616-1620.

118. Boltz, D. A., Aldridge, J. R., Webster, R. G., & Govorkova, E. A. (2010). Medicamentos em desenvolvimento para a gripe. *Drugs, 70*, 1349-1362.

119. Boltz, D. A., Aldridge, J. R., Jr, Webster, R. G., & Govorkova, E. A. (2010). Medicamentos em desenvolvimento para a gripe. *Drugs, 70*(11), 1349-1362. https://doi.org/10.2165/11537960-000000000-00000

120. Koyama, K., Takahashi, M., Oitate, M., Nakai, N., Takakusa, H., Miura, S., & Okazaki, O. (2009). CS-8958, um pró-fármaco do novo inibidor da neuraminidase R-125489, demonstra um perfil favorável de longa retenção no trato respiratório do rato. *Antimicrobial agents and chemotherapy, 53*(11), 4845-4851. https://doi.org/10.1128/AAC.00731-09

121. Streeter, D. G., Witkowski, J. T., Khare, G. P., Sidwell, R. W., Bauer, R. J., Robins, R. K., & Simon, L. N. (1973). Mecanismo de ação do 1-β-D-ribofuranosil-1, 2, 4-triazole-3-carboxamida (Virazole), um novo agente antiviral de largo espetro. *Actas da Academia Nacional de Ciências, 70*(4), 1174-1178.

122. Takahashi, K., Furuta, Y., Fukuda, Y., Kuno, M., Kamiyama, T., Kozaki, K., ... & Shiraki, K. (2003). Actividades in vitro e in vivo do T-705 e do oseltamivir contra o vírus da gripe. *Antiviral Chemistry and Chemotherapy, 14*(5), 235-241.

123.	Furuta, Y., Takahashi, K., Fukuda, Y., Kuno, M., Kamiyama, T., Kozaki, K., ... & Shiraki, K. (2002). Actividades in vitro e in vivo do composto do vírus anti-influenza T-705. *Antimicrobial agents and chemotherapy*, *46*(4), 977-981.

124.	Furuta, Y., Takahashi, K., Kuno-Maekawa, M., Sangawa, H., Uehara, S., Kozaki, K., ... & Shiraki, K. (2005). Mecanismo de ação do T-705 contra o vírus da gripe. *Antimicrobial agents and chemotherapy*, *49*(3), 981-986.

125.	Streeter, D. G., Witkowski, J. T., Khare, G. P., Sidwell, R. W., Bauer, R. J., Robins, R. K., & Simon, L. N. (1973). Mecanismo de ação do 1-β-D-ribofuranosil-1, 2, 4-triazole-3-carboxamida (Virazole), um novo agente antiviral de largo espetro. *Actas da Academia Nacional de Ciências*, *70*(4), 1174-1178.

126.	O'Keefe, B. R., Smee, D. F., Turpin, J. A., Saucedo, C. J., Gustafson, K. R., Mori, T., ... & Boyd, M. R. (2003). Potente atividade anti-influenza da cianovirina-N e interacções com a hemaglutinina viral. *Antimicrobial agents and chemotherapy*, *47*(8), 2518-2525.

127.	Smee, D. F., Wandersee, M. K., Checketts, M. B., O'Keefe, B. R., Saucedo, C., Boyd, M. R., ... & Gubareva, L. V. (2007). A resistência do vírus da gripe A (H1N1) à cianovirina-N surge naturalmente durante a adaptação a ratinhos e por passagem em cultura celular na presença do inibidor. *Antiviral Chemistry and Chemotherapy*, *18*(6), 317-327.

128.	Igarashi, M., Ito, K., Yoshida, R., Tomabechi, D., Kida, H., & Takada, A. (2010). Previsão da estrutura antigénica da hemaglutinina do vírus da gripe pandémica (H1N1) 2009. *PloS one*, *5*(1), e8553.

129.	Malakhov, M. P., Aschenbrenner, L. M., Smee, D. F., Wandersee, M. K., Sidwell, R. W., Gubareva, L. V., ... & Fang, F. (2006). A proteína de fusão da sialidase como um novo inibidor de largo espetro da infeção pelo vírus da gripe. *Antimicrobial agents and chemotherapy*, *50*(4), 1470-1479.

130.	Triana-Baltzer, G. B., Gubareva, L. V., Nicholls, J. M., Pearce, M. B., Mishin, V. P., Belser, J. A., ... & Fang, F. (2009). Os novos vírus da gripe pandémica A (H1N1) são potentemente inibidos pelo DAS181, uma proteína de fusão da sialidase. *PloS one*, *4*(11), e7788.

131.	Triana-Baltzer, G. B., Babizki, M., Chan, M. C., Wong, A. C., Aschenbrenner, L. M., Campbell, E. R., ... & Fang, F. (2010). DAS181, uma proteína de fusão de sialidase, protege o epitélio das vias respiratórias humanas contra a infeção pelo vírus da gripe: uma análise farmacodinâmica in vitro. *Journal of antimicrobial chemotherapy*, *65*(2), 275-284.

132.	Rossignol, Jean-François, e Emmet B. Keeffe. "Tiazolidas: uma nova classe de medicamentos para o tratamento da hepatite crónica B e C." (2008): 539-545.

133.	Korba, B. E., Elazar, M., Lui, P., Rossignol, J. F., & Glenn, J. S. (2008). Potencial de resistência do vírus da hepatite C à nitazoxanida ou tizoxanida. Antimicrobial agents and chemotherapy, 52(11), 4069-4071. https://doi.org/10.1128/AAC.00078-08

134.	Nguyen, J. T., Hoopes, J. D., Le, M. H., Smee, D. F., Patick, A. K., Faix, D. J., ... & Went, G. T. (2010). A combinação tripla de amantadina, ribavirina e oseltamivir é altamente ativa e sinérgica contra estirpes do vírus da gripe resistentes aos medicamentos in vitro. *PloS one*, *5*(2), e9332.

135.	Masihi, K. N., Schweiger, B., Finsterbusch, T., & Hengel, H. (2007). Quimioprofilaxia de combinação oral de baixa dose com oseltamivir e amantadina para infecções pelo vírus da gripe A em ratos. *Journal of chemotherapy*, *19*(3), 295-303.

136.	Fedson, D. S. (2009). Confronting the next influenza pandemic with anti-inflammatory and immunomodulatory agents: why they are needed and how they might work. *Influenza and other respiratory viruses*, *3*(4), 129-142.

137.	Dusting, G. J., Chapple, D. J., Hughes, R., Moncada, S., & Vane, J. R. (1978). Prostacyclin (PGI2) induces coronary vasodilatation in anaesthetised dogs. *Cardiovascular research*, *12*(10), 620-630.

138.	Swinney, D. C. (2008). Aplicações da cinética de ligação à descoberta de medicamentos: tradução de mecanismos de ligação em respostas terapêuticas clinicamente diferenciadas. *Pharmaceutical medicine*, *22*, 23-34.

139.	Rousseaux, C., Lefebvre, B., Dubuquoy, L., Lefebvre, P., Romano, O., Auwerx, J., ... & Desreumaux, P. (2005). O efeito antiinflamatório intestinal do ácido 5-aminossalicílico é dependente do recetor-γ ativado por proliferador de peroxissoma. *The Journal of experimental medicine*, *201*(8), 1205-1215.

140.	Gopal, R., Mendy, A., Marinelli, M. A., Richwalls, L. J., Seger, P. J., Patel, S., ... & Alcorn, J. F. (2019). O recetor gama ativado por proliferador de peroxissoma (PPARγ) suprime a inflamação e a depuração bacteriana durante a superinfeção bacteriana por influenza. *Vírus*, *11*(6), 505.

141.	Seminotti, B., Grings, M., Glänzel, N. M., Vockley, J., & Leipnitz, G. (2023). Agonistas do recetor ativado por proliferador de peroxissoma (PPAR) como uma terapia potencial para distúrbios metabólicos hereditários. *Farmacologia Bioquímica*, 115433.

142.	Ho, M. (2008). A história do citomegalovírus e das suas doenças. *Microbiologia médica e imunologia*, *197*(2), 65-73.

143.	Taylor, G. H. (2003). Cytomegalovirus. *American family physician*, *67*(3), 519-524.

144.	https://www.nationalcmv.org/overview/cmv-transmission

145.	https://www.cdc.gov/cmv/clinical/overview.html

146.	https://my.clevelandclinic.org/health/diseases/21166-cytomegalovirus

147.	McAdam, A. J., Hasenbein, M. E., Feldman, H. A., Cole, S. E., Offermann, J. T., Riley, A. M., & Lieu, T. A. (2004). Metapneumovírus humano em crianças testadas num hospital de cuidados terciários. *The Journal of infectious diseases*, *190*(1), 20-26.

148.	Biron, K. K. (2006). Medicamentos antivirais para doenças por citomegalovírus. *Antiviral research*, *71*(2-3), 154-163.

149.	Balfour Jr, H. H. (1990). Management of cytomegalovirus disease with antiviral drugs. *Revisões de doenças infecciosas*, *12*(Suplemento_7), S849-S860.

150.	Ahmed, A. (2011). Tratamento antiviral da infeção por citomegalovírus. *Infectious Disorders-Drug Targets (anteriormente Current Drug Targets-Infectious Disorders)*, *11*(5), 475-503.

151.	Härter, G., & Michel, D. (2012). Tratamento antiviral da infeção por citomegalovírus: uma atualização. *Opinião de especialistas em farmacoterapia*, *13*(5), 623-627.

152.	Baldanti, F., Lurain, N., & Gerna, G. (2004). Aspectos clínicos e biológicos da resistência do citomegalovírus humano aos medicamentos antivirais. *Human immunology*, *65*(5), 403-409.

153.	Emery, V. C., & Hassan-Walker, A. F. (2002). Foco em novos medicamentos em desenvolvimento contra o citomegalovírus humano. *Drugs*, *62*, 1853-1858.

154.	https://www.cdc.gov/ncird/human-metapneumovirus.html

155.	Hayden F. G. (2013). Novos antivirais para a gripe, bioterapêuticos e combinações. Influenza and other respiratory viruses, 7 Suppl 1(Suppl 1), 63-75. https://doi.org/10.1111/irv.12045

# ÍNDICE DE CONTEÚDOS

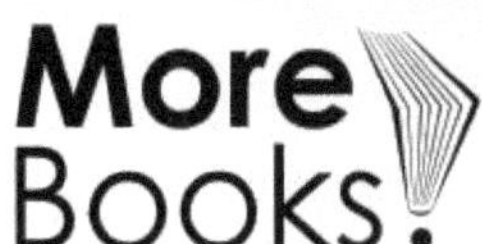

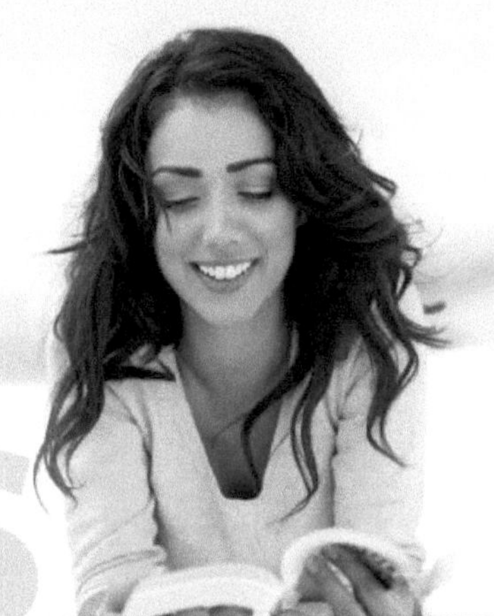

# I want morebooks!

Buy your books fast and straightforward online - at one of world's fastest growing online book stores! Environmentally sound due to Print-on-Demand technologies.

Buy your books online at
**www.morebooks.shop**

Compre os seus livros mais rápido e diretamente na internet, em uma das livrarias on-line com o maior crescimento no mundo! Produção que protege o meio ambiente através das tecnologias de impressão sob demanda.

Compre os seus livros on-line em
**www.morebooks.shop**

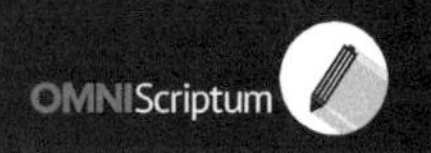

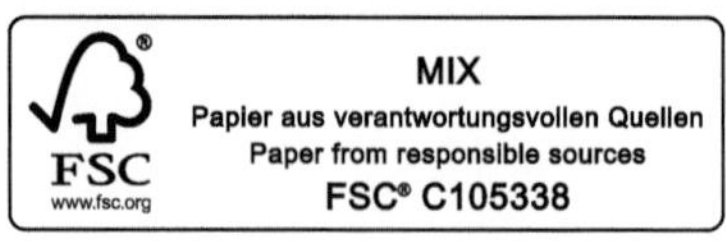


Printed by Books on Demand GmbH, Norderstedt / Germany